瑜伽与拉伸

〔法〕雅克·肖克（Jacques Choque） 编
〔法〕洛朗斯·戈丹（Laurence Gaudin） 编
张青山 译
〔法〕勒泰利耶·奥雷莉（Letellier Aurélie） 译

河南科学技术出版社
· 郑州 ·

致读者

本书提供的建议和信息是作者研究的结果，准确性和可靠性已经过仔细甄别，但是无论如何都无法替代医生的建议。因此，读者应对使用书中信息承担全部责任，如有疑问或不适，须向专业医护人员征求意见。作者及出版社对因使用此书而造成的任何损失不承担任何责任。

Originally published in French by Éditions Vigot, Paris, France under the title: Yoga et stretching 1st edition © Vigot 2012.

法国Vigot授权河南科学技术出版社
独家发行本书中文简体字版本。

备案号：豫著许可备字-2021-A-0035

图书在版编目（CIP）数据

瑜伽与拉伸/（法）雅克·肖克（Jacques Choque），（法）洛朗斯·戈丹（Laurence Gaudin）编；张青山，（法）勒泰利耶·奥雷莉译. —郑州：河南科学技术出版社，2022.1
ISBN 978-7-5725-0354-2

Ⅰ.①瑜… Ⅱ.①雅… ②洛… ③张… ④勒… Ⅲ.①瑜伽—基本知识 Ⅳ.①R793.51

中国版本图书馆CIP数据核字（2021）第211889号

出版发行：河南科学技术出版社
　　　　　地址：郑州市郑东新区祥盛街27号　　邮编：450016
　　　　　电话：（0371）65788858　　65788629
　　　　　网址：www.hnstp.cn
策划编辑：李　林
责任编辑：谢震林
责任校对：李　林
封面设计：宋贺峰
责任印制：朱　飞
印　　刷：河南瑞之光印刷股份有限公司
经　　销：全国新华书店
开　　本：787 mm×1092 mm　1/16　　印张：11.5　　字数：131千字
版　　次：2022年1月第1版　　2022年1月第1次印刷
定　　价：49.00元

如发现印、装质量问题，影响阅读，请与出版社联系并调换。

目录

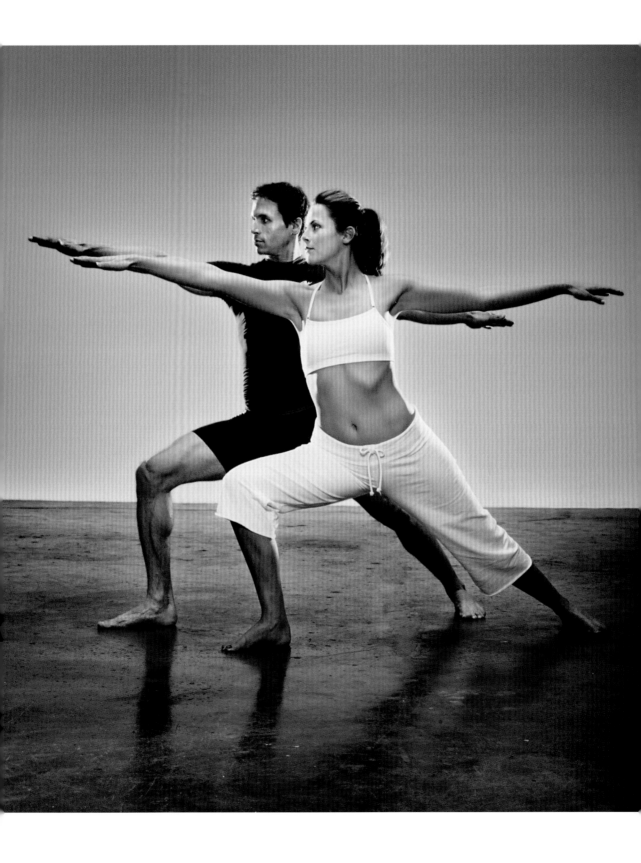

开始之前

套路练习的益处

作者重新对瑜伽与拉伸中的套路练习进行了分组，以便让更多的人可以练习。虽然从练习目的来说，瑜伽与拉伸是两种截然不同的训练，但它们有很多共同点，尤其是通过一系列的身体练习之后所带来的身心舒适——练习瑜伽时的精神状态，通过呼吸的技巧来探索冥想的世界，同时亦可让自己置身于拉伸的世界中。最终您会发现此书所包含的套路练习会给您带来诸多裨益。

自律

一旦您可以恰如其分地掌握一套或者多套练习动作，您可以在自己希望的时间、地点（不论是室内还是室外）来练习。根据自身的情况，您可以进行多次练习。当然，这也取决于您的时间安排。比如，André Van Lysebeth是众多瑜伽练习者之一，他建议初学者5分钟内完成15次拜日式练习，在经过6个月的练习之后，可以在10分钟内完成40次拜日式练习。对动作的重复练习可以使您在连续的动作中获得无意识自主运动的能力，同时利于在呼吸中提高全神贯注的能力，使您更好地了解运动对自我身体感知的影响。

提升肌肉力量和柔韧性

背部疼痛是21世纪最常见的症状！本书所推荐的套路练习几乎全部涉及脊柱的练习。脊柱的作用是支撑身体、传递重力。灵活的脊柱及其强有力的支撑，可以减少日常生活、工作、体育运动中损伤的产生。身体关节和肌肉用得越少，机体则衰弱得越快。身体的力量和柔韧性会随着年龄的增加而降低。规律的身体柔韧性锻炼可改善关节活动度，让我们的日常生活活动变得便捷，如能够更好地穿衣、打理发型等。此外，维持肌肉力量有助于保持身体活力，避免身体疲劳的快速产生。保持机体的柔韧性和肌肉力量会让我们对自身的能力充满信心，从而增强自信心。这便是身体的良性循环。

提高协调性

从神经肌肉层面来说，协调性是通过神经元之间神经冲动的产生和传递，使肌肉骨骼系统流畅、准确、协调地完成动作的能力。今时今日，得益于神经科学的发展，我们了解到神经元之间的接头数量及其质量远比神经元的数量更为重要。进行瑜伽或者拉伸套路练习会改变神经元之间的连接并使我们可以较好地协调上下肢及左右两侧的动作，同时让我们的呼吸和动作保持一致。通过所建立的这些连接，我们可以解决日常生活中出现的问题：这有点类似于新的道路会带领我们更快地到达目的地。所以，保持身体协调的能力和神经元之间高质量的连接是非常重要的。

协调性可以通过在动作练习时提升动作速度、增加动作数量及增加动作复杂度的变化来使呼吸和动作更好地同步来获得（参见125页鹰式）。

改善平衡能力

身体与心理之间的关联已无须多言。身体平衡性的锻炼可通过对心理平衡的练习，特别是对情绪的良好管理来体现。本书所提及的套路练习中用以提高平衡能力的练习在预防跌倒方面尤为实用。

某些套路练习会"刻意地"让您处于不平衡的状态。当然，您也可以通过安全的练习来锻炼对平衡的感知力；通过适应自身水平下的非平衡姿势，并按照自身的节奏来逐步改善平衡能力。

改善专注力和记忆力

套路练习可以帮助集中注意力并保持记忆力水平。记忆力在熟记套路动作的过程中得以激发。

对套路的学习可以激发您的心智，在交替的动作变换中调动您的专注力，并锻炼您的运动感知和记忆。这些感官记忆同动作的记忆相对应，不仅可运用在重复的套路练习中，同时也能运用在很多日常生活的行为动作中，如驾驶、黑暗中行走等。

您可以借助在套路练习中增加动作或者使其复杂化来进一步提高您的专注力。比如，您可以将动作或者体式同特殊的呼吸方式相结合：吸气，吸气后保持肺部充满气体；呼气，呼气后保持肺部排空气体等（参见166页节律呼吸法）。

能量增强和调控

时至今日我们依然在找寻"能量","能量"的概念来源已久。在印度,这种对能量的感知称为"气"(生命呼吸);在日本,称为"气"(见于"合气道"一词);在中国,亦称为"气"(提升"气"的方法在太极拳中可以找到)。对套路的练习可激活我们的能量循环并使之协调。这种感觉可引导我们更好地感知身体(真实的身体),这已远远超出了譬如肌肉收缩或拉伸的感觉。这种对能量循环的感知更加微妙,需要有更高的注意力集中在身体的感觉上。它给我们的是更深层次的内在感觉。

加强心肺呼吸和心血管系统功能

心脏可以说是身体的引擎,更是我们的生命、爱情与勇气的最美象征。它是一块真实存在的肌肉,也像所有其他肌肉一样,需要锻炼才可以保持其功能的正常运转。

对心脏正确的养护是不可或缺的,这有利于血液循环。对其的锻炼主要包含中等强度的练习,并至少持续半个小时。规律锻炼至关重要。每天一小时的锻炼会比每周1次、每次3小时的锻炼更合适。值得注意的是,我们的"心脏泵"在每分钟60次搏动时的效率会比每分钟75次搏动时更高。仅是每分钟减少15次的心脏搏动,每小时就会节省900次心跳(1天就会减少21 600次心跳,1年则会减少大约800万次心跳)。

对心血管系统的锻炼同心肺系统的锻炼息息相关。它们是不可分割的。更佳的血液循环带给我们的是高质量的氧合作用及更多的机体能量供应。瑜伽与拉伸的套路练习是一种很好的心血管和心肺训练方式:您可根据自身的情况选择保持心脏功能的动作重复次数和动作完成速度。某些手臂抬起的动作尤其可促进心脏健康。

更优的压力管理

对压力的良好应对意味着有能力对生活中的事件做出主观回应。通过对压力反应能力和分析能力的锻炼,您对压力的应对会变得更加理性。我们需要感知周围环境及自身所发出的信号。压力状态的持续或是压力管理不善,会引起机体功能紊乱——睡眠质量差、食欲下降、记忆障碍。情绪焦躁、偶尔因职业生活或者私人生活而导致情绪负载过高，会导致身体不适、心理不安的状态，就好像这些发生的事情会左右您的生活。自身已不在自我的掌控之中。

对本书套路的学习和练习能够让您的精神更加专注于套路练习，然后专注于您对自身的感知和呼吸的控制。您的精神会在练习时得到放松。切不要忘记呼吸的重要性——每种情绪都有其特定的呼吸方式，然而我们可以通过另一种特殊呼吸来对某种情绪进行调控。深吸气和深呼气亦有助于心情平静下来。

改善人际关系

当我们没什么可以给予他人时该如何是好？重新认识自我，对自己的主动关注并不意味着与世界分离或是自私的表现。恰恰相反，如果您可以更好地了解并倾听自我的需求，同时对此做出回应，那么您对他人的关注也会更多。您需要像关注自己一样来关注他人！

对本书套路的练习可以带领您走向自我的内心，让您重新得到归属，做真实的自己。这种自我内在的练习可以促使与他人形成更好的人际关系。您的世界观也会随之改变，并改变您对他人的看法。

加深内心化

每个人都有权活在当下，但同样有权回忆过去并规划未来。这是一种非常出色的能力，它可以运用过去的经验来更好地规划未来。今时今日，日常生活中的事情让我们经常回忆过去，也让我们反复考虑未来并尝试预知某些事情，这其实不利于我们活在当下。有些生活习惯让我们远离自我的内心，我们所熟知的更多的是外部的东西而不是内心的需求。套路练习可以让您重新感知自我的存在，重新认识自我，并提高自我觉悟。这种意识的打开将引导您清楚地意识到自我的真正需求，使您可以自由地选择。

高效练习的原则

为了使练习更加高效和舒适，您需要考虑4个要素——着装、地点、开始时间和持续时间。

着装

练习时的着装要舒适,以便可以轻松自在地完成动作,不会出现腰带过紧而限制呼吸顺畅的情况。否则,会与高效的瑜伽或拉伸练习相背离。根据练习的地点,合适的着装会保证您免受室外温度过冷或者过热的影响。所选衣服的面料最好透气,最好由天然纤维(如棉、竹等)制成。当然,有些练习者觉得泳衣很舒适。我们所追求的舒适是身体和心理同时舒适。实际上,如果您是一个害羞的人,会感到穿着泳衣练习很不可思议。

鞋子的确可以保护我们的脚,但同时也会降低脚的触感并使关节僵硬。赤脚练习可以激活脚部的感觉和对运动的感知能力。瑜伽与拉伸通常都是赤脚练习的,以增强对地面的感觉能力,同时提高脚底的本体感觉。

总而言之,舒适是最关键的,舒适是愉快而高效练习的前提。

地点

练习的地点很容易找到! 练习只需很小的空间,很少的器械,或者无须器械。不论练习的地点是室内还是室外,重要的是您感觉此地点舒适,并且通风良好、温度适宜。有些练习者在其住所内整理出一个房间用来练习,并同时创造一种冥想的氛围——一个完全安静的地方,这有点像蚕处于让其感到安全的蚕蛹内。这些舒适条件有助于保持内心化并保证规律性的练习,这对于从套路练习中获益是不可或缺的。

开始时间

理想的时间是您可以让自己在日常事务之余,完全自由地进行练习,同时在心理上已准备就绪。瑜伽老师建议每天练习1~2次,并且建议空腹练习。清晨似乎是最佳的唤醒身体的时机,此时练习可以为新的一天做好准备。

在经过夜间长时间的静止不动后,早上起床时身体略显僵硬是很正常的。也可以在晚上、晚餐前或者睡前练习,睡前练习还可作为结束一天生活的方式。切记遵循简餐后2小时和大餐后4小时再开始练习的原则。不幸的是,如今的生活节奏并不允许我们每天都有如此充裕的时间。所以,规律练习很重要:如果您没有大量的时间用来练习,即使每周只能练习1~2次也是很不错的。可以独自练习,也可以跟随教练练习。不管怎样，做总比什么都不做强。俗话说，小的行动胜过大的意愿。随着对套路练习的学习，您练习的欲望会越来越强烈，带给您的益处也会越来越多。

持续时间

练习的时长会因个人可支配时间的多少而有所不同。就像所有的体育锻炼，每天10分钟的练习总是比每周一次的长时间练习要好。练习的时长取决于您的身体素质，也取决于专注力。开始练习前须有心理准备（专注力、日常烦恼的排解）和身体准备（热身），以便在安全良好的条件下练习，要尊重您的身体。若有可能，在练习结束后拿出1~10分钟放松一下，以此来感受套路练习所带来的效果。

总而言之，套路练习只有在舒适的心理和环境条件下规律而又安全地进行才会有效和舒适。如果这些条件都具备，那么练习的益处会很快显现。

安全练习

依据个人的能力来练习

所有人都可进行套路练习，儿童、老人、久坐人群、运动员，以及孕妇都可以。如果您跟随瑜伽或拉伸教练一起练习，他们会与您一同分析套路中的动作，并根据您的水平、能力和诉求安排练习，以及适时做出调整。

同所有舒缓、柔和的运动一样，瑜伽或拉伸练习力求达到身体和心灵之间的平衡和和谐。用心来倾听自己的身体，接受身体所发出的强烈感知——这些并不是日常生活会注意到的事情。瑜伽或拉伸是在"此时和此处"不停地适应身体。刚开始时，不必强迫身体一定做出某些动作，唯一的要求是规律地重复练习。在此书中您会发现，对于某些套路的练习，坐姿动作的变化是为那些无法长时间站立的练习者而准备的（如53页拜日式的坐姿体式）。

可能的禁忌

瑜伽与拉伸练习的益处远比禁忌要多。我们来列个清单。

没有什么可以取代医生的忠告，医生熟知您的身体状况，特别是您是否正在遭受各种背部疾病的困扰。一般来说，每个人都可以练习，但动作节奏和难度需根据肌肉、心脏功能(如同时加入呼吸技法)及骨骼结构来合理安排。

通过倾听您的身体来发现和分析:

◉ 那些自己认为正常但并不舒服的感觉,毕竟我们肌肉的牵拉或收缩是用来保持体姿的。

◉ 异常的感觉,可能表示您的身体正在遭受某种疾病或是错误姿势的影响。如有疑问,请咨询医生。

一般情况下,练习时需注意头晕眼花、呼吸困难、剧烈疼痛等症状。如果出现这些症状,需要停止练习或进行短暂休息。

不建议患有肌腱炎、肌肉炎症或拉伤的人练习。当然,练习也可在相关损伤肌群不参与的情况下进行。例如,小腿肌肉撕裂时,只要保证受伤的小腿在进行坐姿练习时保持静止固定状态,练习就可以照常进行。再次重申,练习需根据当前的身体情况而适时调整!

高血压患者应禁止长时间保持"低头"姿势,并应时时监测头晕、视力障碍、头痛或不适等感觉,如果出现这些症状,应立即停止练习。身体发出表明运动强度过于激烈的信号时,则需减少姿势的持续时间或取消低头的动作。

与所有其他身体练习一样,建议在用餐和练习之间保持合理的间歇。如果用餐比较丰盛,需等用餐结束后约4小时再进行练习。在大部分消化结束后,您的身体会更易于接受不同的刺激。

总之,瑜伽与拉伸的套路练习并没有特殊的禁忌(除了上述明确指出的病征)。懂得倾听您的身体至关重要,这会让您更好地了解自己及自我身体的极限。

瑜伽与拉伸的套路练习

拜日式

　　拜日式也称太阳致敬式。与其说太阳致敬式，还不如说太阳致敬式"们"会更加贴切，毕竟针对不同水平的练习者，体式有很多变化。比如，动作的选择及衔接顺序，动作完成的速度及如何协调动作与呼吸。

起源

人们对太阳的崇拜可以追溯到几千年前。在印度、非洲国家、波斯和墨西哥的文明中，太阳是崇拜的对象之一。这种古老的传统在哈达瑜伽（也称哈他瑜伽）中得以延续，产生了由12种基本体式组成的基本套路练习，梵文为sanskrit Surya namaskara。Surya是指太阳，namaskara意为崇敬、敬仰等。太阳的梵文词根"nam"，有感激的意思，在"namaste"中同样可以找到其含义。在印度，朝拜动作为胸前合掌，指尖向上。但其起源不得而知，有些学者提出其来源于波斯的假说。

还有一种假说，拜日式是由古印度王子Raja d'Aundh创编的。实际上，他并未创编拜日式，只是将其命名为Surya namaskara，他发现规律地练习此动作可以对健康产生积极的影响，便将其引入教学活动中并加以推广。他还断言拜日式起源于非常古老的年代。事实上，我们可以在《吠陀经》（口述记录的梵语经文）中找到此套路练习的出处。在《吠陀经》中，苏里亚（Surya）是太阳神。拜日式是由宗教行为演变而来的一种有益健康的运动方式。

练习拜日式的意义

拜日式有许多变式，但基本是一系列流畅的动作，缓慢屈曲、伸展躯体。它起到热身和舒展身体的作用，令意念和身体有时间整合到当下。拜日式是很好的热身运动，能在练习开始时有效唤醒身体，使身体精力充沛。拜日式与呼吸相结合时，流畅的动作能发挥最大作用。依然要强调的是，任何时刻都要保证练习的安全性，所以开始练习前，先坐下，询问内心，自己的身体愿意做几组练习——用心倾听发自内心的第一想法。

拜日式的多种变式

不论选择何种拜日式，所有变化都具有以下基本要点：

- 动作衔接。
- 一套动作需顺畅无停顿地完成。
- 动作与呼吸之间协调一致。
- 在某些与脉轮（chakras）相联系的重复练习中，精神需高度集中并关注自我意识的敏锐性（见16~17页口诀）。

◉ 对于需要分解学习的套路练习，需注意每种姿势中技术的准确性，以便可以通过非常精确的方式来学习其中的每一部分。

◉ 明确的目标。目标会因练习者的水平、练习进阶程度和教练的教学方法而有所不同。有些人将拜日式视为一套体操动作，一种保持身体健康与活力的运动。而有些人则把拜日式视为进行更加深入的"运动中的冥想"的有效工具。

应根据自身情况练习拜日式，所以本书陈列了不同体式及其变化，以及益处。各式各样的拜日式在世界上被教授。动作或复杂，或简单，亦可以不同的节奏和速度来进行练习，动作重复的次数也可以不一样。著名的作家和哈达瑜伽教练André Van Lysebeth在他的书中建议：瑜伽学习的第一个目标为5分钟内完成15次拜日式，6个月之后10分钟内完成40次。同为瑜伽教练和培训导师的Boris Tatzky认为，一组拜日式至少要练习12次或者更多，并可配合内心的全神贯注，同时重复口诀。但是，练习者必须考虑自己的身体状态和个人极限，以避免无益的疲劳。我们建议初学者从2个或3个体式循环开始缓慢地练习，然后随着身体状态的提高，进而逐渐增加到12个体式循环。不管怎样，拜日式可为一节有成效的瑜伽课程做准备：经过几次重复的动作，可更好地伸展和放松身体、集中精神、控制呼吸。

口诀

可以将口诀与拜日式相结合。十二种体式中每种都有一个对应的口诀。以下表格概括了每种体式对应的口诀和脉轮。

拜日式相对应的太阳口诀和脉轮			
	体式	口诀	脉轮
1	祈祷式	你，万物的朋友，我向你致敬	心轮
2	手臂上举式	你发出光芒，我向你致敬	喉轮

		体式	口诀	脉轮
3		站立前屈式,又称站姿钳式(背部伸展式)	我向你致敬	底轮
4		战士式,又称战士敬礼式(手臂举起时)或骑马式(手放于地面时)	你闪耀光芒,我向你致敬	眉心轮
5		手杖式,又称守望式	你在宇宙中穿梭,我向你致敬	脐轮
6		八体投地式	你赐予力量,我向你致敬	脐轮
7		眼镜蛇式	你,灿烂的宇宙起源,我向你致敬	底轮
8		下犬式,有时也称顶峰式	晨曦的王子,我向你致敬	喉轮
9		战士式,又称战士敬礼式(手臂举起时)或骑马式(手放于地面时)	你闪耀光芒,我向你致敬	眉心轮
10		站立前屈式,又称站姿钳式(背部伸展式)	我向你致敬	底轮
11		手臂上举式	你发出光芒,我向你致敬	喉轮
12		祈祷式	你,万物的朋友,我向你致敬	心轮

拜日式之基本体式

基本体式第一式

拜日式的第一个体式由Raja d'Aundh普及而来，他笃信其对身体和心灵的益处，并将其简化以便让更多的人可以接受。

此体式传授于印度的瑞诗凯诗（Rishikesh）——Swami Sivananda大师的禅修之所，并且得益于André Van Lysebeth的书籍和杂志（参见参考资料），使其在法国得到传播和推广。

他建议：如果您熟知拜日式，可在20秒内完成。再进一步，如果您练习拜日式的其他体式，并且练习它们让您感到愉快、满足，请继续！拜日式所有的体式变化都是有价值的，但不要把它们搞混了。

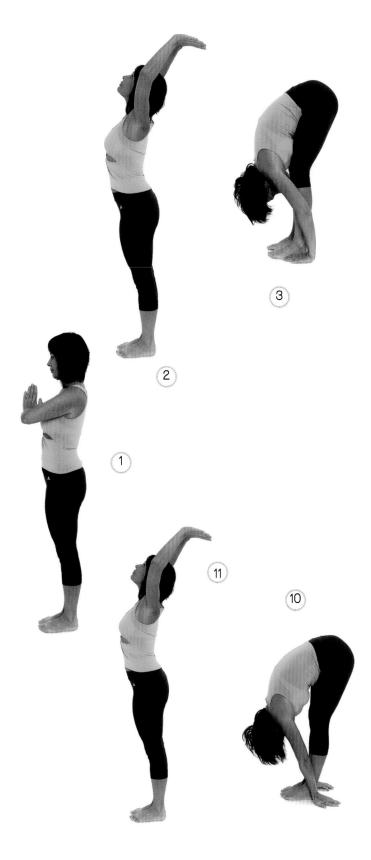

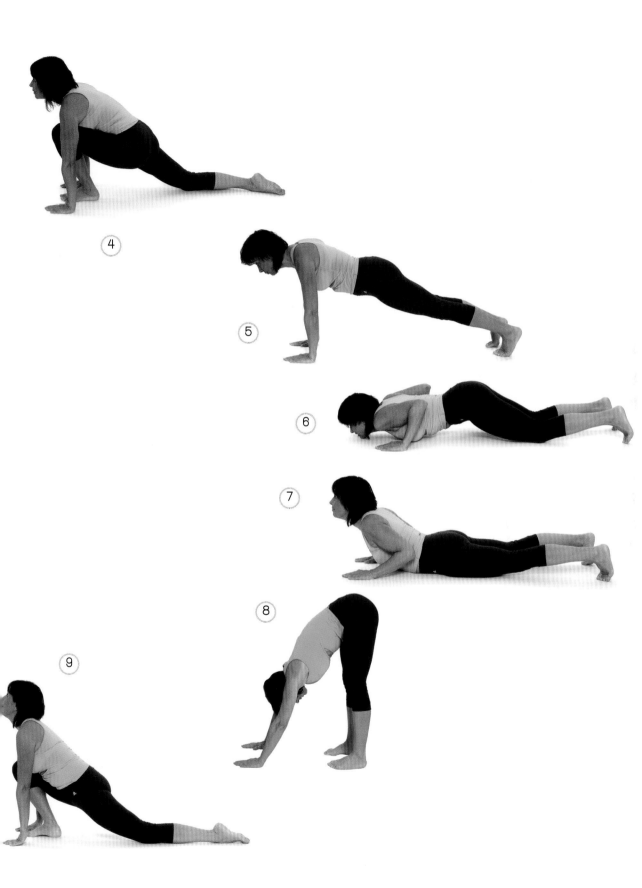

基本体式第二式

　　此处介绍第二种体式（当然还有其他不同的体式），需要适合练习者身体素质与能力，毕竟每个人的情况不一样……我们不劝阻初学者一定要练习此体式。对于初学者，必须根据他们身体的素质来适应不同的体式。并且，需着重强调的是，本书中介绍的所有套路练习仅仅是"工具"、方法，而并非目的。

　　在领会一套动作之后，您可以将精神集中在瑜伽的其他特殊点上：将精神集中于呼吸、脊柱和所有与之相关的身体区域。实际上，是将精神集中在您的"内在"。

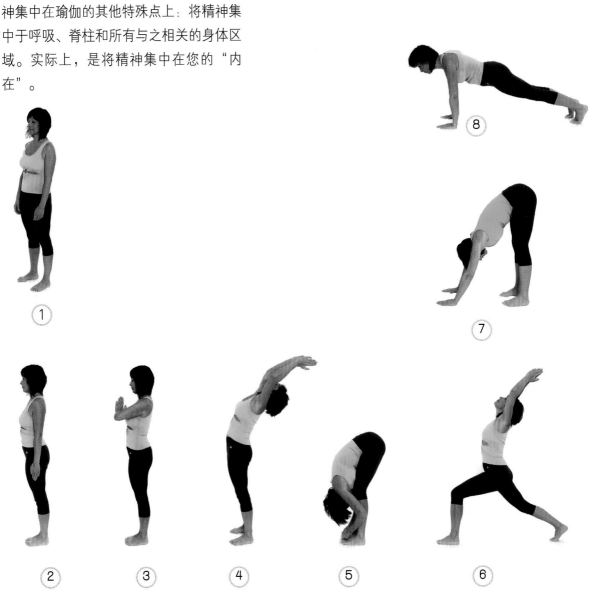

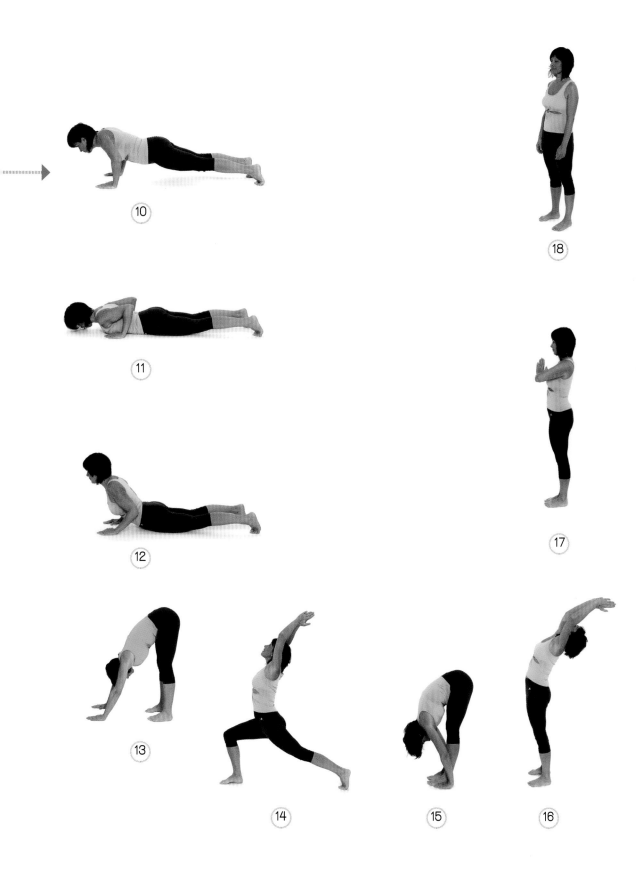

中级体式（进阶水平）

　　中级体式需要更高的专注力，因为在动作的练习中需要保持警觉，并在每个主要动作之间保持专注，这样在动作肌肉和韧带层面的衔接上更加高效，并可提高动作过渡时的流畅衔接。

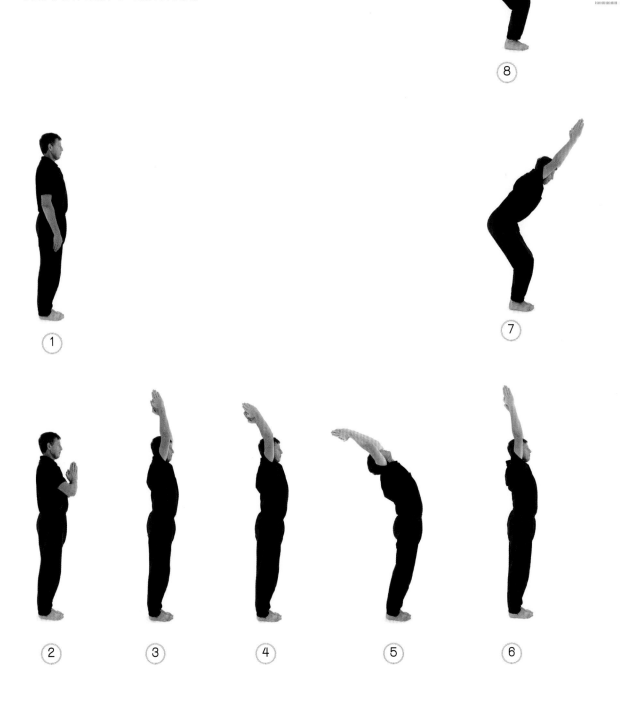

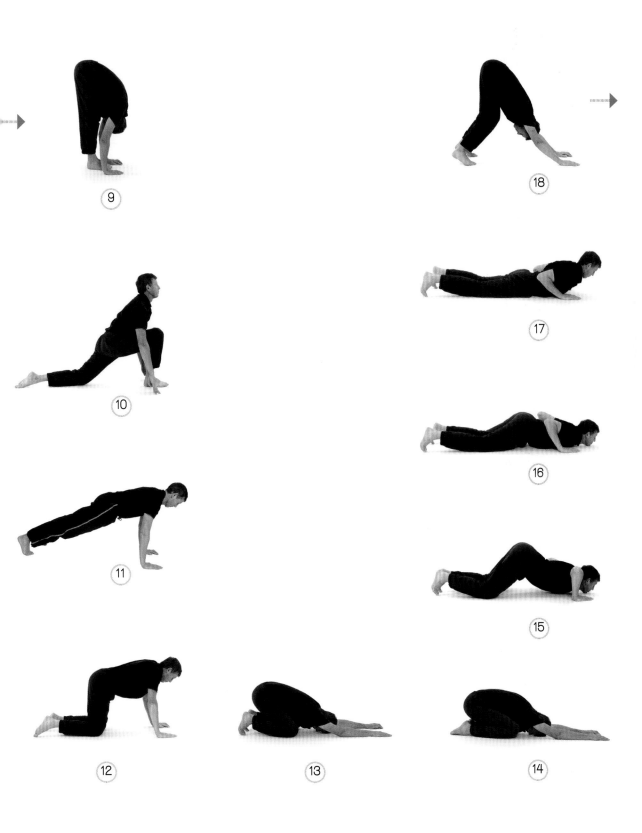

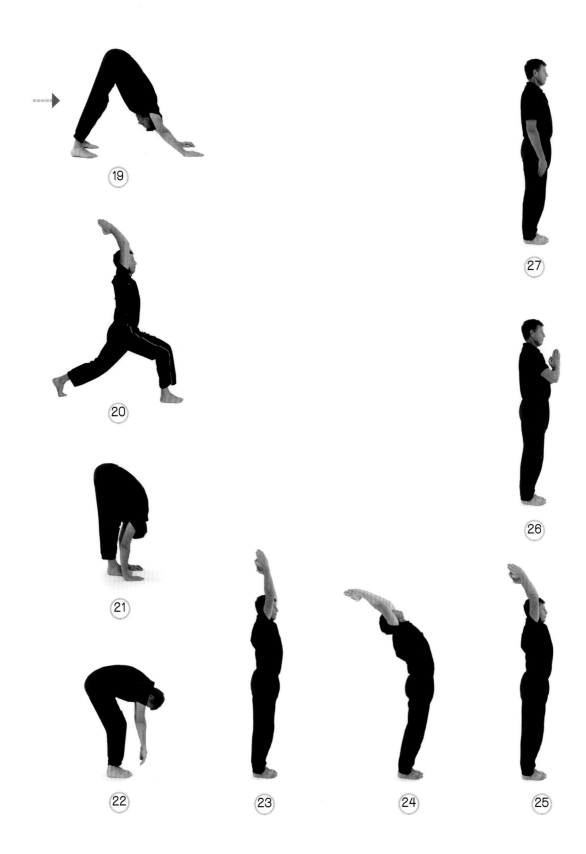

19

20

21

22

23

24

25

26

27

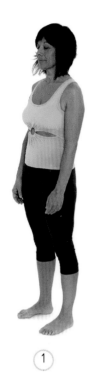

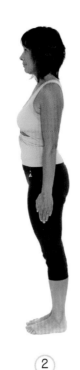

① ②

以下两种体式可以以站姿形式添加到所有的套路练习中。

①第一式是一种站立的放松姿势。从站立开始，闭上双眼，感知自己的身体、呼吸，放松整个身体。在练习结束时采取这种姿势，有助于更好地体会动作效果。

②第二式，山式，练习者准备开始套路练习。双脚抓紧地面，头向上延展，脊柱竖立，手臂和双手微微收紧，以提高醒觉性，同时集中注意力。身体和精神处于轻微的紧张状态，在充分的自我感知中准备开始练习。

动作与呼吸

我们提醒您，此处与动作和呼吸相关的口令仅仅是一则示例，正如我们之前所明确的，呼吸的变化非常多。实际上，这种练习指示不同于学校学习，瑜伽老师必须考虑所针对的练习个体——我们从来不建议，对刚刚参加老年俱乐部的瑜伽课程练习者、从事瑜伽练习二十几年的教练、参加培训的学生给出相同的套路练习及呼吸指示。

体式 ①

祈祷式（pranamasana）

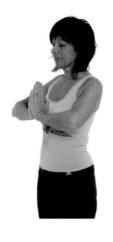

由于身体静止不动，这种太阳致敬式的起始姿势也称山式（samasthiti, tadasana）（祈祷式是山式的一种变化体式），梵文中sama有"直立、镇定、垂直"的意思。练习祈祷式有助于保持精神和姿态的稳定。练习时，背挺直站立，双脚并拢紧贴地面，头顶上提，下巴微收，双眼平视地面。胸前合掌，前臂平行于地面。肩膀放松下沉。深吸气然后深呼气。

体式的益处

练习这个体式不受地点的限制。练习者可以快速或缓慢地练习，并且可以改变重复的次数。这个体式可以帮助集中注意力，放松精神。

体式变化

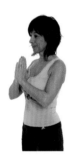

◄ 双手一直保持合掌，但肘关节放低，靠近肋部。

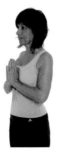

↗ 双手在胸骨处合掌，并将肘和前臂贴于胸腔上。

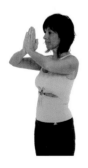

◄ 双手合掌，手指与双眼齐平。目光凝视以增加专注力，上肢呈"V"形。

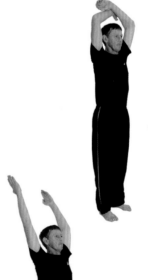

◄ 在做这个伸展动作前，必须先拉伸背部，双臂弯曲，手腕交叉，头顶上推，以上推双肘牵拉肩部。

◄ 此动作要点是将双肘上推而不是双手向上推，胸腔打开的练习尤为重要。
开始吸气。

体式 ②

手臂上举式
(hasta uttanasana)

继续吸气（并稍稍屏住呼吸，保持肺部充满气体）。

向上抬起并伸展双臂，手掌向上，目视上方。继续将手向上推，反转掌心朝上，同时伸展背部。

在整个拉伸和开放式动作中，骨盆始终保持中立位。

体式的益处

练习时，目光跟随手掌看向天空。帮助改善消化功能；练习手臂、肩部肌肉，缓解肩痛；打开胸肋，拉长侧腰。

体式变化

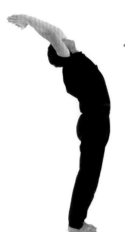

◉ 中级体式

< 掌心相对，双臂贴于耳朵的两侧，手指并拢，指尖向上。向上向后牵拉。颈部不一定同时后伸，尤其对于有颈部问题（如颈椎病或颈椎疼痛）的人群。

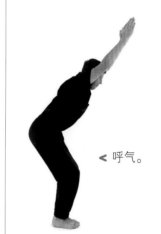

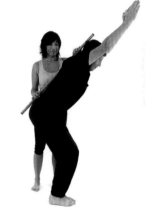

< 呼气。

◤ 躯干向前屈曲，双臂伸直贴于耳朵两侧，膝盖微微弯曲。

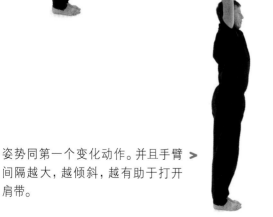

姿势同第一个变化动作。并且手臂间隔越大，越倾斜，越有助于打开肩带。 ➤

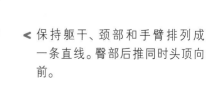

< 保持躯干、颈部和手臂排列成一条直线。臀部后推同时头顶向前。

体式 ③
站立前屈式
（pada hastasana）

继续呼气。

身体做屈髋动作（躯干贴向大腿）。将双手缓慢下拉并放于（或尽可能地放于）双脚两侧。将腹部贴于大腿，然后将头部靠近膝盖。

在整个过程中，保持腹部贴于大腿，并保持双腿伸直。当然，如果大腿后部肌肉（腘绳肌）无法忍受这种伸展强度，可适当屈膝。

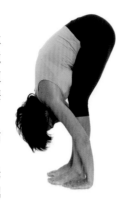

体式的益处

呼气深且有力，注意力集中在腹部。练习这个体式有助于缓解疲劳、压力和焦虑，拉伸下肢和臀部。

体式变化

双手手掌放于踝关节后侧。 >
在柔韧性不足的情况下可微屈膝关节。

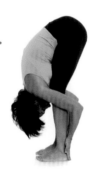

食指和拇指抓紧蹬趾。 >

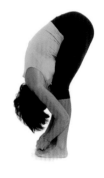

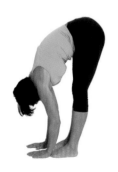

< 手掌展开平放在脚前的地面上。手指可指向前或指向侧面。

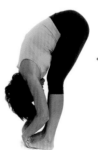

< 将手指和掌心的一部分放于脚底。

体式 ④
战士式
（virabhadrasana）

战士式也称战士敬礼式、半眼镜蛇式（ardha bhujangasana）或骑马式（ashwa sanchalasana）（双手放在地面时）。

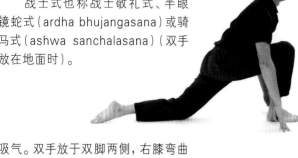

体式的益处

在充满活力的呼吸中，身体保持在稳定平衡的位置，双腿牢固地站立，如同骑士授勋的时候。练习这个体式有助于加强双腿肌肉力量，增强平衡能力；增加脊柱弹性，扩展胸腔，灵活髋关节。

吸气。双手放于双脚两侧，右膝弯曲成弓步，左脚尽可能远地放于身体后面并伸直脚背以助髋部的伸展，从而促进大腿的伸展。

体式变化

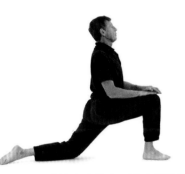

↑ 双手放在右膝上，同时稍稍增加脊柱的伸展。

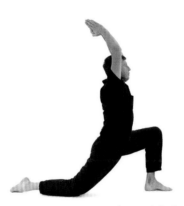

↖ 双臂置于头部的两侧，同时伸展脊柱。双手合掌。也可增加颈部的伸展。

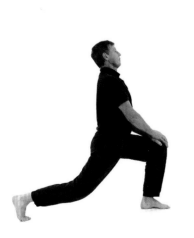

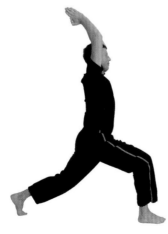

◁ 动作与前三个姿势相同（手臂和双手放在上述位置其中一处），但脚趾处于屈曲状态，同时后膝离地，用以加强腿部肌肉训练。无论您选择其中哪个动作，都要将前腿膝盖置于脚趾正上方。

体式 ⑤

手杖式(dandasana)

手杖式也称守望式(catush padasana)。

屏住呼吸，肺部填满空气，身体挺直如棍，将身体重量分摊在手掌和脚趾上。双手支撑地面，双臂伸直放于胸部两侧，并以稍微比肩宽的幅度打开。脚趾弯曲，从脚跟到颈背成一直线。颈部处于背部延伸线上，目光垂直于地面。

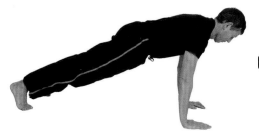

除了肩带锁紧用力之外，还必须保持腹部收紧且不妨碍膈肌的呼吸，同时不能上抬臀部，也不能塌腰弓背。这种"正确"的全身性收缩不应阻碍流畅的呼吸。再次强调，我们需要明白规律训练的必要性。

体式的益处

这个动作需要全身用力。练习这个体式可以激活全身肌肉，改善消化功能。

◉ 中级体式

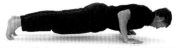

↖ 吸气。屈肘，俯身向下直至身体与地面平行（鳄鱼式，makarasana）。

< 然后，屈膝、伸肘，将膝盖落在地上，勾脚。大腿和手臂垂直于地面。

背部挺直，颈部位置处于身体延伸 > 线上。呼气。

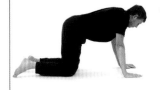

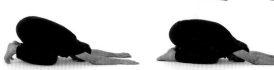

↖ 向脚跟方向推拉臀部，脚趾保持屈曲或伸展状态。同时将手指向前推并将前额贴于地面（猫式伸展）。如果您能够直接从手杖式变换到八体投地式（也称穆斯林祈祷式），则不需要完成猫式伸展。

体式 ⑥

八体投地式
（ashtanga namaskara）

由上一个动作开始，双手位置保持不变，将下巴和胸部向后拉向地面，并拱起背部。在肺部排空时进行爬行动作（眼镜蛇式）。

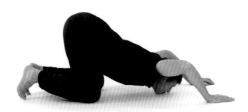

体式变化

无法完成这个体式的练习者可在四足支撑动作后弯曲肘部，然后伸长腿部。

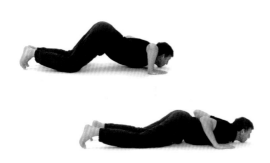

体式的益处

练习这个体式可促进肠蠕动，改善身体协调能力，可增强双臂、双腿的肌肉力量。

体式 ⑦

眼镜蛇式(bhujangasana)

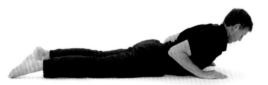

↰ 吸气。从上一个体式的结束动作开始，按照以下顺序伸展脊柱：肘部靠近身体两侧；双手放于地面，肩关节置于其正上方，保持前额正对地面；向颈后方收紧下巴，并将头顶向前推；手掌向后推拉，想象手掌在地面上滑动，但并非实际的移动。

这个体式的起始阶段很重要。首先向前伸展脊柱，然后保持脊柱伸展。避免过度拱背，以免造成创伤。脊柱伸展是在没有手臂的帮助下完成的，颈部并未受到肩部的约束，此时肩膀放松并下沉。身体的重量集中于腹部，肚脐尽可能靠近地面。

将身体底部稳固地推向地面，打开胸腔。这个体式可以改善腰椎间盘突出造成的不适，并帮助椎间盘的回纳。

🔳 中级体式

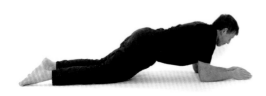

↰ 肺部填满空气，屏住呼吸。将肘部和前臂放在地面上。

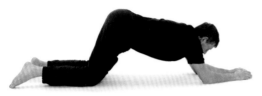

↰ 前臂支撑，将臀部向后上方推。这个姿势可以避免过度拱背。通过前臂来推动躯干相比直接用手掌推动躯干更加省力，常用来补偿避免腰部过度拱起所需的力量。

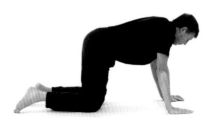

↰ 重新回到四足支撑姿势，动作指示跟体式⑤的中级体式一样。

体式 ⑧

下犬式（adho mukha svanasana）

下犬式有时也称顶峰式。

体式的益处

　　下犬式可帮助改善消化系统的功能，缓解腰背部疼痛，伸展全身，修饰身体线条，矫正驼背等不良体态；还可增强手臂、腿部、躯干的力量，使全身充满能量。

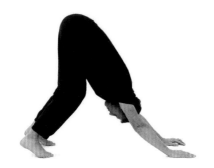

◢ 呼气。先稍微弯曲膝盖，以便向后上方推动臀部，将腹部从大腿处收回，头部从膝盖处收回，手臂伸直。

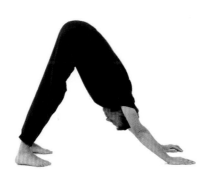

◢ 在背部伸展的同时，双腿伸直并将脚跟踩在地上，双脚分开与髋同宽。

体式 ⑨

战士式(virabhadrasana)

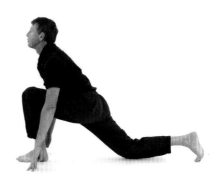

> 吸气。与体式④的动作相同，但是需交换双腿的位置（左腿在前）。根据动作的可能性和目标，完成体式④中所建议的相同变化动作。

体式 ⑩

站立前屈式
(pada hastasana)

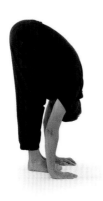

↰ 呼气。与体式③的动作相同。根据自身能力决定膝盖弯曲的程度，双手放在地面上或脚踝后侧或只是朝向地面。

⬛ 中级体式

有三个中级体式可以选择。

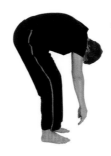

< 吸气。缓慢展开身体，背部、颈部、膝盖弯曲，双臂放松下垂，肩膀放松。重复一次，使整个身体自我扩大。

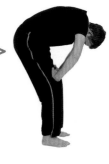

吸气。将双手放在大腿上以保护腰背部（这样做腰部负荷较小）。 >

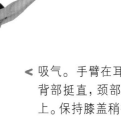

< 吸气。手臂在耳朵两侧向前伸展，背部挺直，颈部处于躯干的延长线上。保持膝盖稍微弯曲。

体式 ⑪
手臂上举式
(hasta uttanasana)

继续吸气（如有可能，保持轻微的吸气停留，肺部填 **>**
满）。与体式②的动作相同。

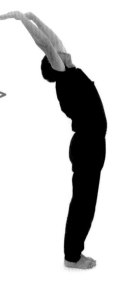

体式 ⑫
祈祷式 (pranamasana)

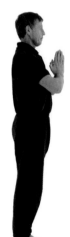

< 呼气。与体式①的动作相同，结束
拜日式。

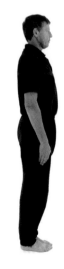

< 可在动作快要结束时自我感受
一下动作效果，就像开始练习
的时候一样。

拜日式的其他变式

持久体式

持久体式有许多优点：

◉ 持久体式有助于改善我们的生活方式——久坐。我们需要活动，需要维持我们的心肺系统。但是由于我们没有足够的锻炼时间，所以我们需要一套包含所有我们所需内容的动作。

◉ 持久体式通过对动作的重复以及对衔接动作的学习来保持记忆。

◉ 持久体式是一套完整的身体训练：仅在一套练习中，便可最大范围地激活身体各部位——躯干在不同方向上完成的不同动作有助于保持脊柱的灵活性；下肢动作可促进肌肉力量和柔韧性的提高。

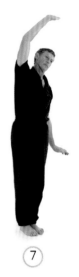

⑦

⑥

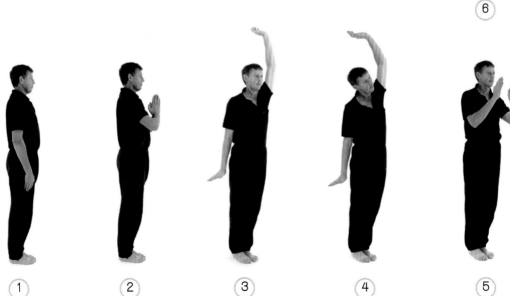

① ② ③ ④ ⑤

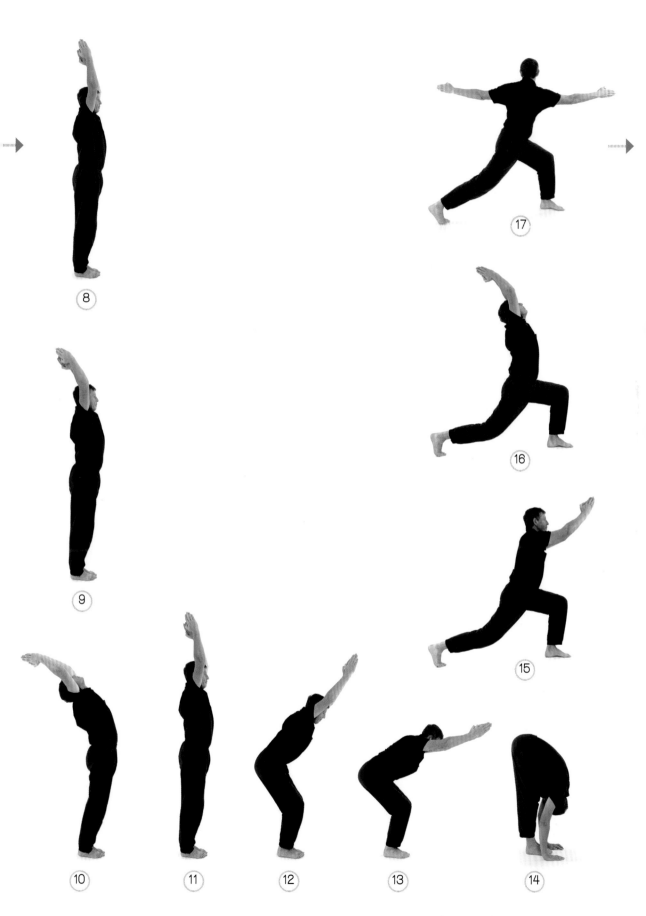

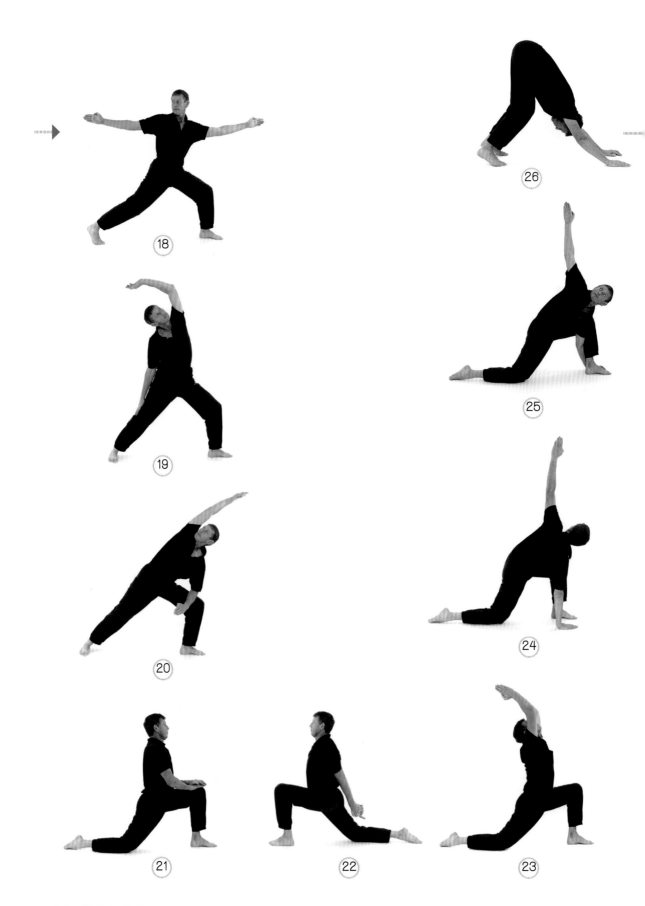

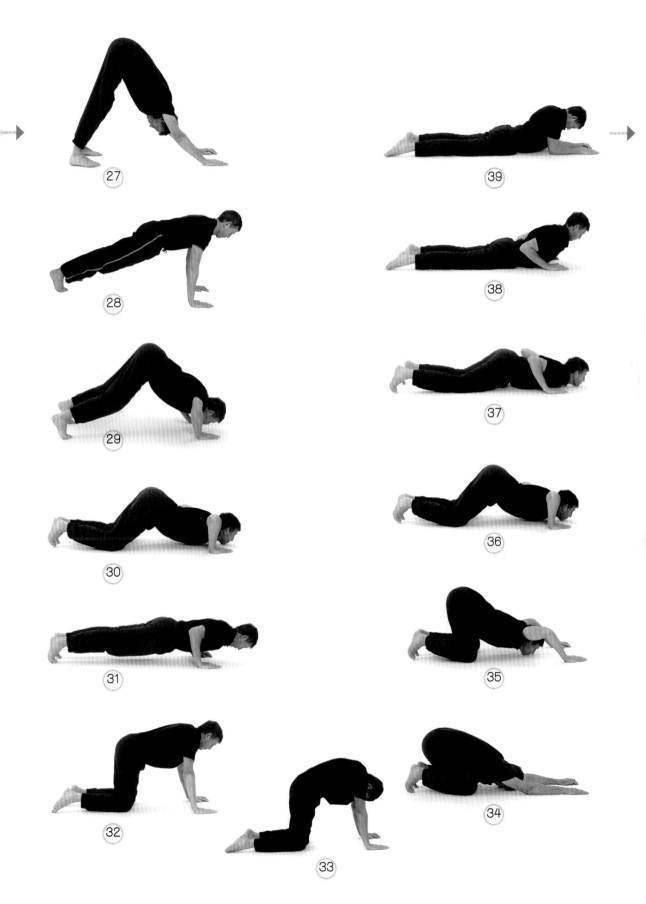

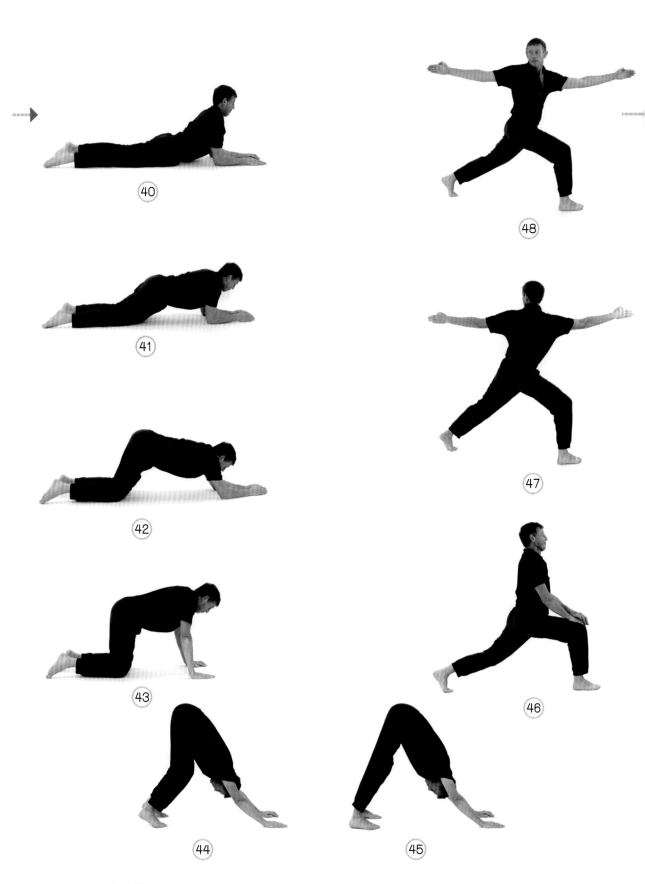

40　瑜伽与拉伸

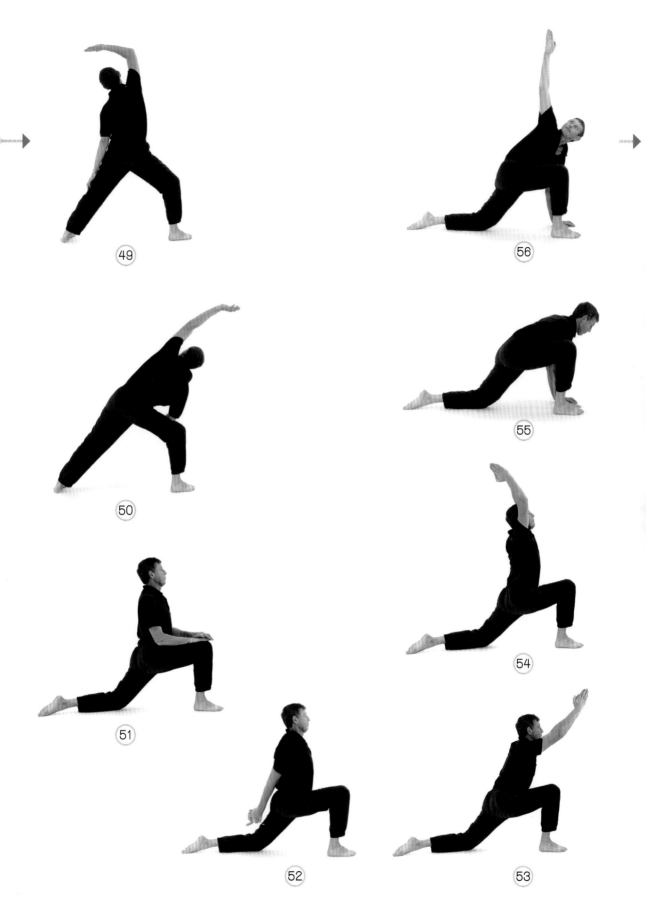

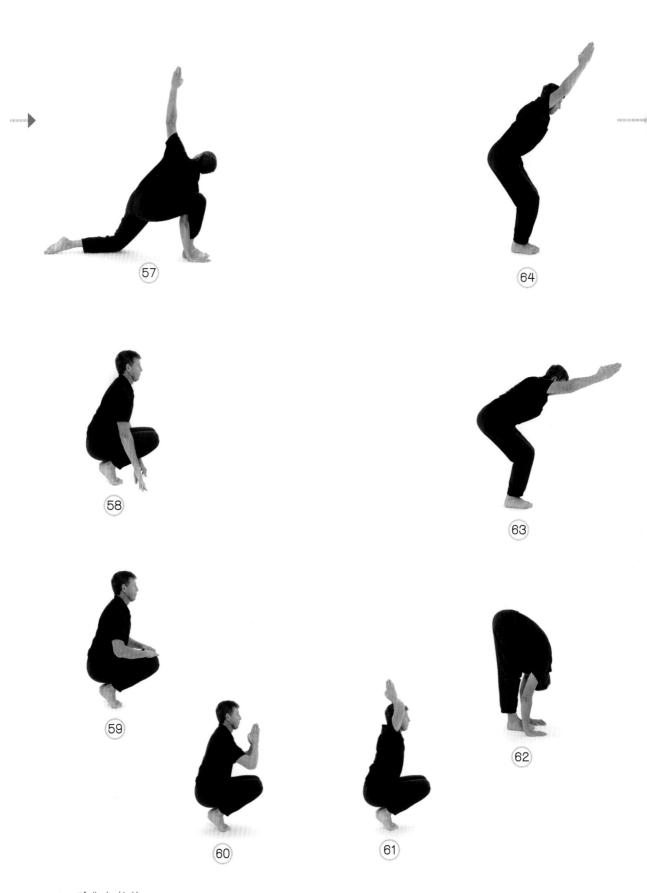

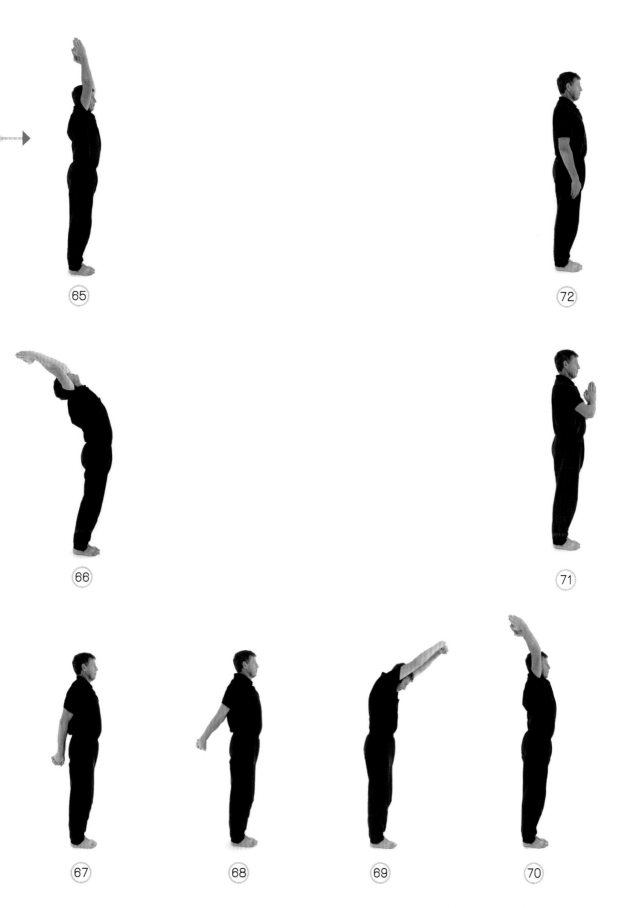

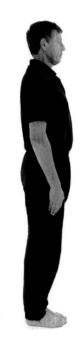

以同时具备放松姿势和站立姿势的山式开始套路练习。可以闭上双眼，关注自己的身体意识、呼吸意识，并放松身体所有部位。

您已准备好开始套路练习。双脚固定于地面，头顶上推，脊柱竖立，手臂和手掌稍微伸展以增加醒觉状态和专注力。身体和精神处于轻微的紧张状态，准备好充分的自我意识唤醒。

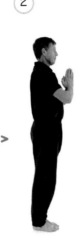
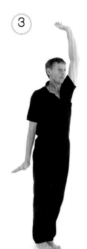
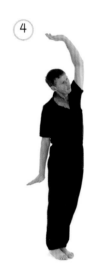

站姿，背挺直，双脚紧紧并拢并牢牢地固 **˃**
定在地面上，头顶上推（下巴微收，目光与
地面平行）。双手胸前合掌，前臂垂直于地
面。 肩膀下沉并放松。深呼气。

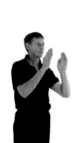

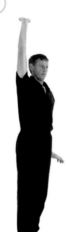

˄ 吸气，并抬起左臂，掌心朝上。 肘部上
推以便更好地打开左侧胸腔。

呼气，身体向右侧屈，保持骨盆固定在
中立位。

˂ 用与③④同样的动作要领完成另一侧的
练习。在姿势改变时保持全神贯注，如专
注于手臂的移动。

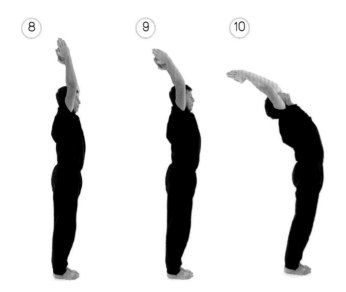

在开始接下来的伸展动作之前，对背部进行拉伸，通过手臂微屈、肘部和头顶上推伸展身体。注意，上推的是肘部，而不是手指，这利于胸腔更好地打开。吸气，然后保持轻微的吸气停留，使气体充满肺部。接着手臂上举并向上伸展手臂，掌心和目光向上。继续上推手掌并伸展背部。在整个拉伸动作中，骨盆始终保持中立位。

呼气，继续上推手指。此动作可让您保持专注。 **>**
保持手臂在躯干的延长线上伸直，身体向前屈曲，膝盖微微弯曲。保持躯干、颈部、手臂成一条直线。

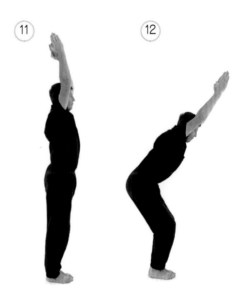

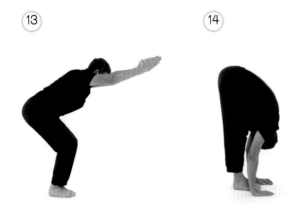

< 继续呼气。做屈髋动作（躯干和大腿闭合）。双手向地面牵拉，放于双脚两侧，胸部向大腿靠近，同时膝盖微微弯曲。在保持腹部贴近大腿的同时，将臀部向后上方推，以此来拉伸腿部肌肉（腘绳肌）。

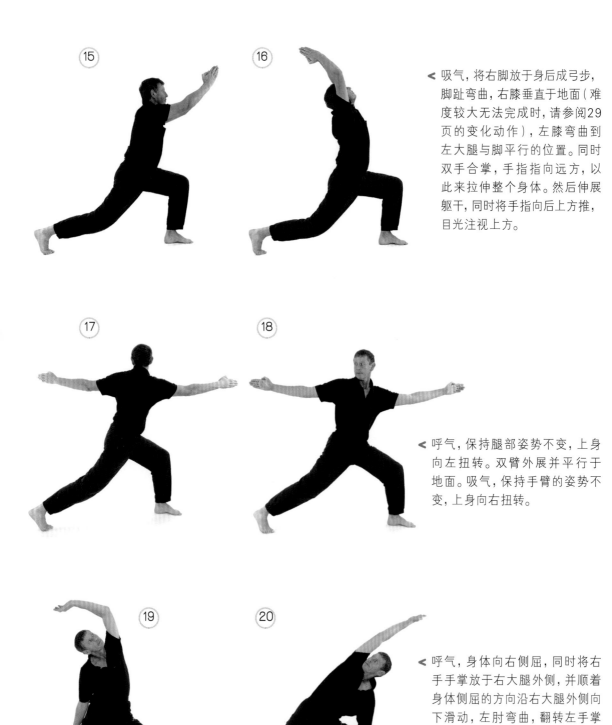

15 16

< 吸气，将右脚放于身后成弓步，脚趾弯曲，右膝垂直于地面（难度较大无法完成时，请参阅29页的变化动作），左膝弯曲到左大腿与脚平行的位置。同时双手合掌，手指指向远方，以此来拉伸整个身体。然后伸展躯干，同时将手指向后上方推，目光注视上方。

17 18

< 呼气，保持腿部姿势不变，上身向左扭转。双臂外展并平行于地面。吸气，保持手臂的姿势不变，上身向右扭转。

19 20

< 呼气，身体向右侧屈，同时将右手手掌放于右大腿外侧，并顺着身体侧屈的方向沿右大腿外侧向下滑动，左肘弯曲，翻转左手掌心向上。左膝保持弯曲。保持相同的腿部姿势，在呼气时向左侧屈躯干，左肘放在左大腿上。右臂伸直并处于躯干的延长线上，翻转掌心向上。

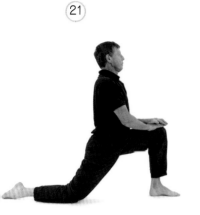

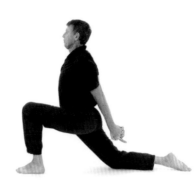

< 吸气，右膝跪地，右脚伸直。双手平放在左膝上，头顶上推使背部挺直。呼气，手臂向后伸直，肩胛骨相互靠拢，十指交叉，同时将手背推向地面。

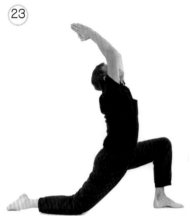

∧ 吸气，同时伸展躯干，并将手指向后上方推，目光注视上方。腿的姿势保持不变。

∧ 呼气，并侧屈上身，然后扭转躯干，右手手掌放在靠近左脚的地面。左臂伸直并垂直于躯干，左手手指指向上方。

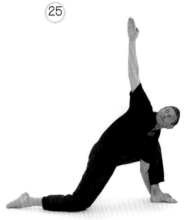

∧ 吸气，交换手臂、手和躯干的位置。为了增加对不平衡的控制练习，将左手放在左脚的左侧，右脚、右膝和左脚成一条直线。

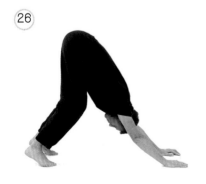

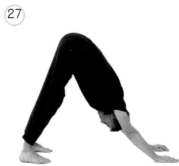

< 呼气，双手放在左脚两侧，然后左脚收回至右脚旁边。

首先，稍稍弯曲膝盖以便将臀部向后上方推，腹部和头部分别向大腿和膝盖靠拢，手臂伸直。背部充分伸展后，伸直双腿并将脚跟推向地面，双脚分开与髋同宽。

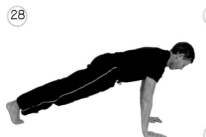

28

∧ 吸气。身体"挺直如棍",用手和脚趾分摊身体重量。颈部、躯干和腿成一条直线。

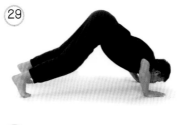

29

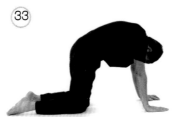

30

∧ 呼气,肘部弯曲,胸部和下巴朝向地面收回,做爬行动作。

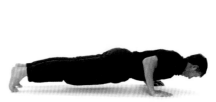

31

∧ 吸气,身体平行于地面,同时保持肘部弯曲。

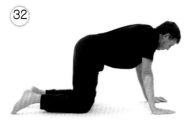

32

∧ 呼气,呈四足支撑姿势,手臂和大腿垂直于地面,背部挺直,颈部处于背部延长线上。吸气,从骨盆倾斜(骨盆前倾)动作开始将背部向下凹陷,在下巴抬起时结束动作。

33

∧ 呼气,从骨盆倾斜(骨盆后倾)动作开始拱起后背,然后以颈部弯曲、下巴向喉咙处收回的动作结束。

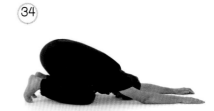

34

∧ 吸气,同时将臀部推向脚跟。根据自我能力和舒适度,来选择脚趾屈曲或伸展。呼气,双手交替缓慢向前滑动以进一步拉伸背部。

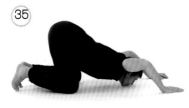

35

∧ 吸气,双手支撑,肘部弯曲,呈爬行动作……

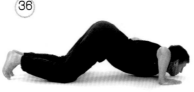

36

∧ ……腹部平坦,将手放在与头同高的位置。

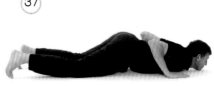

37

∧ 上半身先贴着地面向前移动,然后向上抬起(关于更多技巧细节,请参阅32页眼镜蛇式)。

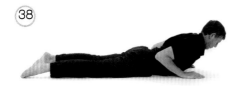

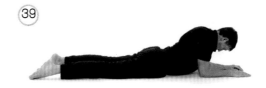

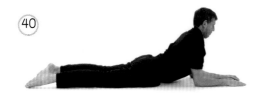

< ∧ 呼气，肘部与肩同高，下巴向喉咙处收回，然后将头部后方向上顶起，目光平行注视地面（呈狮身人面像的姿势）。

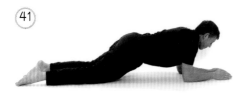

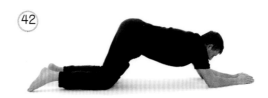

< ∧ 吸气，用肘部支撑，将臀部向后上方推以便回到四足支撑姿势。

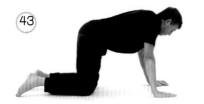

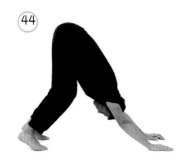

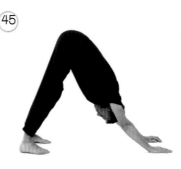

< 呼气，保持膝盖弯曲，向后上方推臀部，腹部和头部分别向大腿和膝盖处收回，双臂伸直。在背部充分伸展时，伸直双腿，同时将脚跟推向地面，双脚分开与髋同宽。

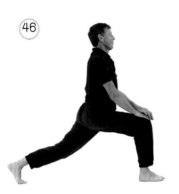

∧ 吸气，呈弓步姿势，右脚在前，膝盖位于脚趾正上方。左膝离开地面。双手平放在右膝上，头顶上推以助背部伸展。

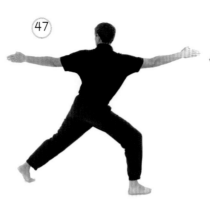

∧ 呼气，保持腿部姿势不变，上身向左扭转。双臂外展与地面平行。

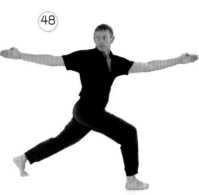

∧ 吸气，保持手臂的姿势不变（外展与地面平行），上身向右扭转。

呼气，左手手掌沿左大腿外侧 > 向下滑动，身体向左侧屈，右肘弯曲，掌心转为向上。右膝仍保持弯曲。保持相同的腿部姿势不变，吸气并侧屈躯干，右肘放在右大腿上。左臂处于躯干的延长线上，掌心转为向上。

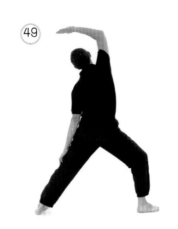

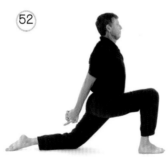

< 呼气，左膝跪地，左脚伸直。双手平放于右膝上，头顶上推，背部挺直。吸气，手臂向后伸直，肩胛骨向内靠拢收紧，十指交叉并将手背推向地面。

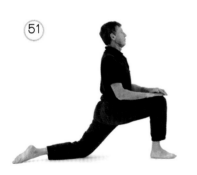

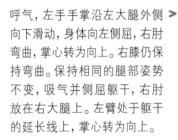

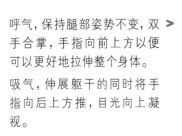

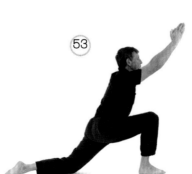

呼气，保持腿部姿势不变，双 > 手合掌，手指向前上方以便可以更好地拉伸整个身体。

吸气，伸展躯干的同时将手指向后上方推，目光向上凝视。

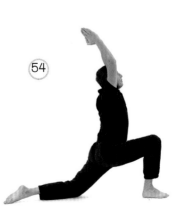

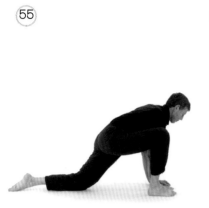

⑤⑤

∧ 呼气，身体向前屈曲……

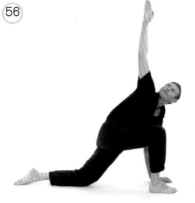

⑤⑥

∧ ……扭转躯干以便将左手手掌放在靠近右脚的地面上。右臂伸直并与躯干垂直，右手指尖向上。

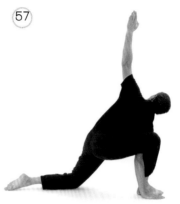

⑤⑦

∧ 吸气，交换手臂、手和躯干的位置。为了增加对不平衡的控制练习，将右手放在右脚的右侧，左脚、左膝和右脚成一条直线。

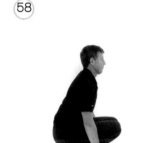

⑤⑧

∧ 呼气，下蹲，注意保持平衡，脚趾支撑。

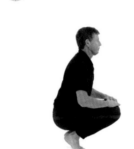

⑤⑨

∧ 吸气，双手平放在膝盖上以便使背部挺直。

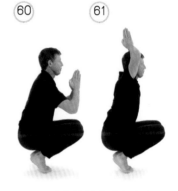

⑥⓪ ⑥①

∧ 双手合掌放在头部上方，肘部分开。

⑥②

< 呼气，同时做屈髋体前屈动作（躯干贴向大腿）。双手下拉放于（或朝向）双脚两侧，胸部向大腿靠拢，头部向膝盖靠近。保持腹部贴近大腿的同时，将臀部向后上方推，以拉伸腿部肌肉（腘绳肌）。

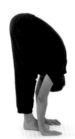

吸气，弯曲膝盖并抬起躯干，双臂在躯干延伸平面上伸直。 >

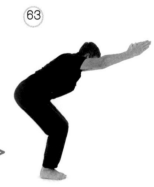

⑥③

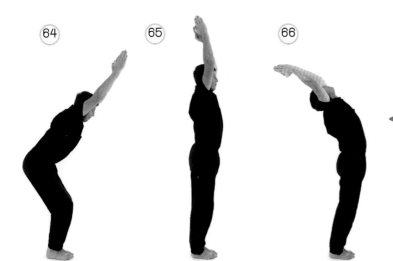

◁ 继续吸气，并继续挺直身体，然后通过向上推手指来拉伸整个身体，目光注视上方，最后缓慢做躯干后伸动作。

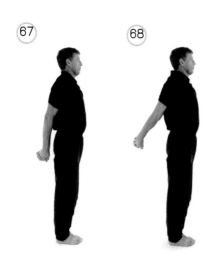

◁ 呼气，手臂向后伸直，肩胛骨靠拢，十指交叉，将手背推向地面。然后吸气并将手臂分开。

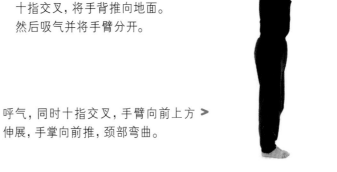

呼气，同时十指交叉，手臂向前上方 ▷ 伸展，手掌向前推，颈部弯曲。

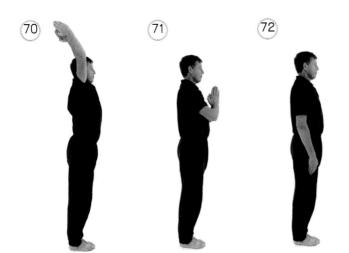

◁ 吸气，双手合掌，双臂伸直放于耳朵两侧，通过将手指向后推再次拉伸整个身体。

呼气，重新回到练习的起始姿势：站立，背部伸直，双脚牢牢地固定在地面上，头顶向上推，下巴向喉咙方向稍稍收回，目光注视地面。胸前合掌，前臂与地面垂直。肩膀放松并下沉。最终回到起始姿势并集中精神以便体会动作完成后所产生的效果。

坐姿体式

久坐的人通过经常性和规律性地练习这些体式可以获益。正如本书所推荐的动作一样，有些姿势可以根据个人的情况而进行调整。

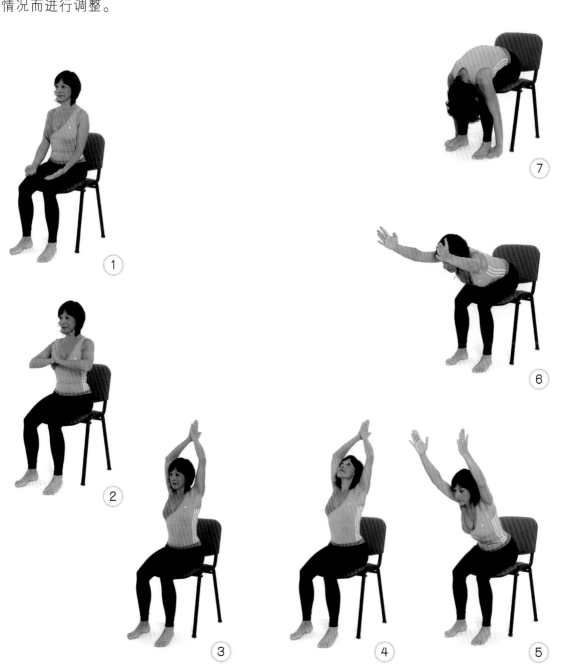

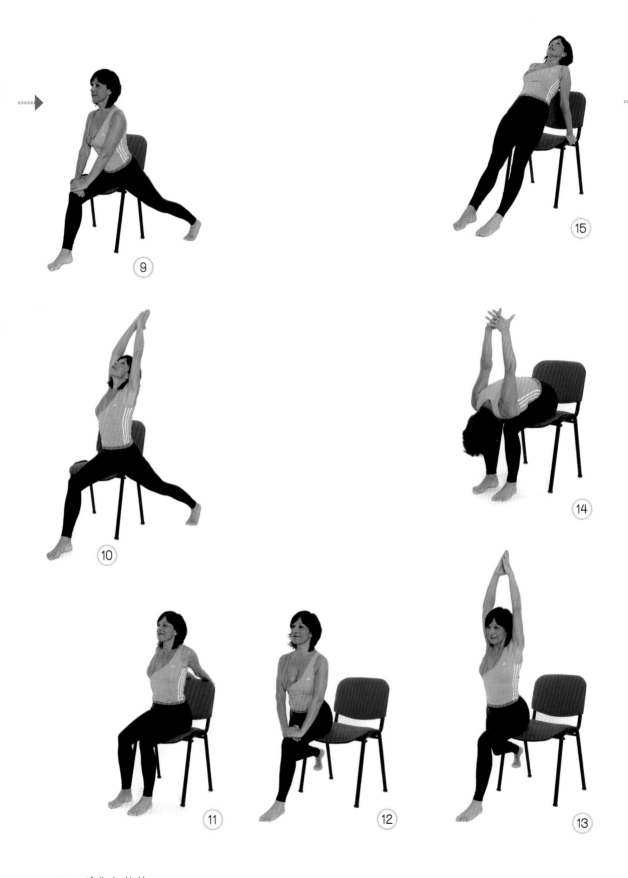

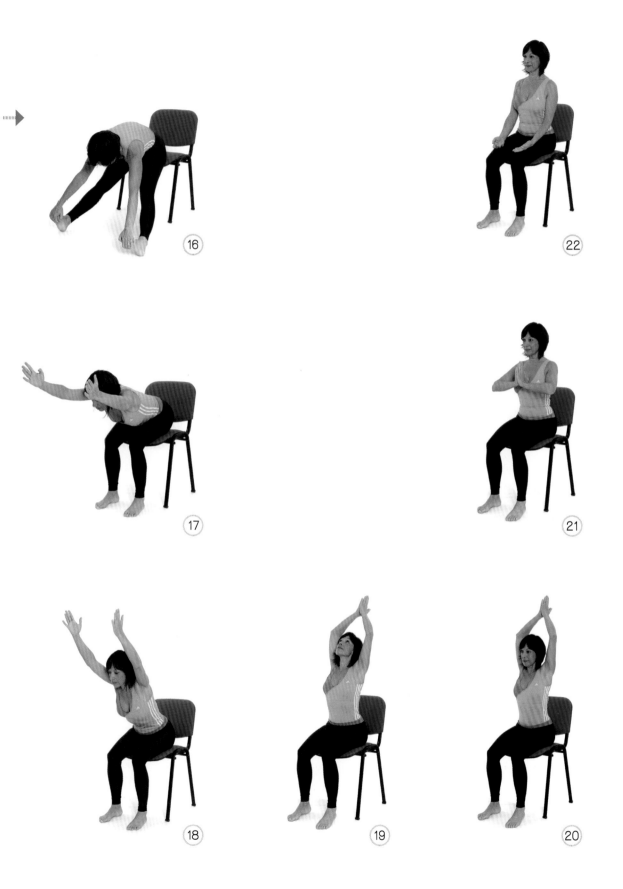

练习这套动作时要保持放松、期望和警觉，以更好地感受身体的意识、呼吸，同时放松所有身体部位。准备动作：双脚紧紧地固定于地面，头顶上推，脊柱挺直，双臂和双手放松。

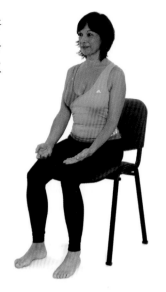

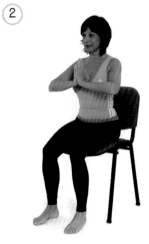

◄ 胸前合掌，前臂平行于地面。肩膀放松下沉。深吸气，然后深呼气。首先伸展背部，通过肘部上推使身体扩展，手臂弯曲，头顶上推。双肘向上推而不是手指向上拉，这样可以更好地打开胸腔。

吸气，短暂的吸气停留，使气体充满肺 ►
部。向上抬起双臂并向上牵拉，目光注
视上方。继续将手掌向上推并同时伸
展背部。

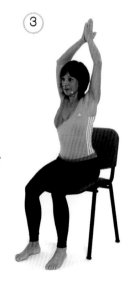

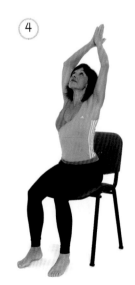

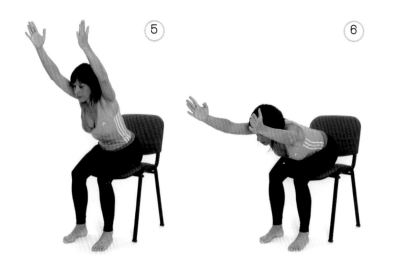

⑤ ⑥

> 呼气，继续将手指向上推，结束上一个姿势：此动作可让您保持专注，促进身体的扩展。

保持双臂伸直并处于躯干的延长线上，身体向前屈曲，膝盖弯曲。

保持躯干、双臂、颈部在一条直线上。

继续呼气。屈曲髋关节（躯干贴向大腿）。将 > 双手放在双脚外侧地面上（或朝地面方向牵拉），大腿向胸部靠拢，然后将头部向弯曲的膝盖方向收回。

保持腹部贴近大腿的同时，脚跟并拢并向前滑动，以拉伸腿部肌肉（腘绳肌）。

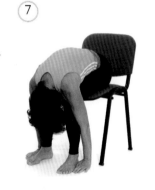

⑦

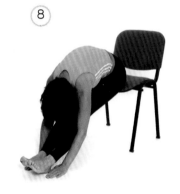

⑧

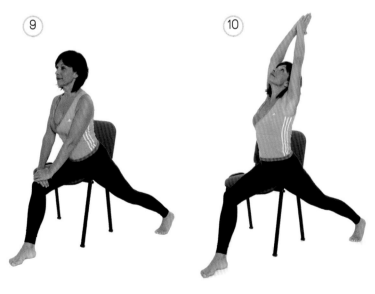

⑨ ⑩

> 吸气，坐于椅子边缘，左脚放于身体后方较远处的地面，脚趾弯曲，左膝离地；右膝弯曲直至其与右脚垂直。手掌支撑于右侧大腿上，背部挺直。

手臂上举，手指指尖向上，双手合掌，以便可以更好地拉伸整个身体。

伸展躯干，同时将手指向后上方推，目光注视上方。

⑪

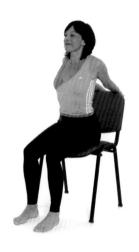

∧ 呼气，坐下并将手臂放于身体后面的椅背上，以此来打开肩带。

吸气。在完成此动作时，利用此动作来打开胸腔上部。

⑫

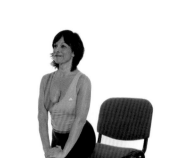

∧ 呼气，坐在椅子边缘，右脚放在身体后方远处的地面，脚趾弯曲，右膝离地。左膝弯曲并与左脚垂直，手掌支撑于左侧大腿上，背部挺直。

⑬

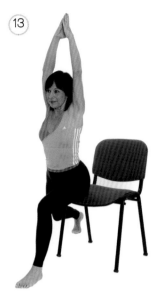

∧ 吸气，手臂上举，手指指尖向上，双手合掌，以便可以更好地拉伸整个身体。

伸展躯干，同时将手指向后上方推拉。

⑭

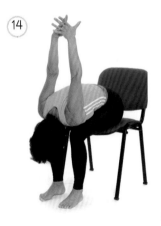

∧ 呼气，手臂伸直放于身后，十指交叉，躯干向前屈曲。

⑮

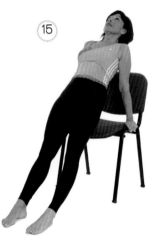

∧ 吸气，双手支撑椅子，身体"挺直如棍"。脚底踩向地面；颈部、躯干和双腿成一条直线。

⑯

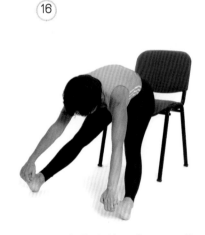

∧ 呼气，身体向前屈曲，双腿伸直，将双手放在脚趾上（伸展背部和腘绳肌）。

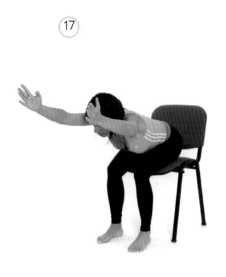

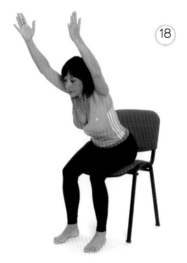

❮ 吸气，以继续将手指向上推来结束上一个姿势：此动作可让您保持专注，有利于身体扩展。

保持双臂伸直并处于躯干延长线上，身体向前屈曲，膝盖弯曲。

保持躯干、手臂和颈部成一条直线。

呼气，拉伸背部，通过肘部上推、手臂弯曲和头顶上推使身体扩展。此时，通过双肘上推而不是手指上拉更好地打开胸腔。 ❯

吸气，手臂上举并向上伸展手臂，目光向上。继续将手上推并同时伸展背部。

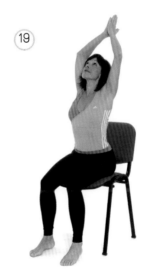

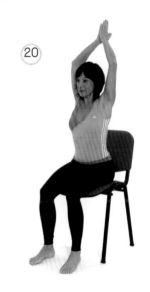

呼气，胸前合掌，前臂平行于地面。 ❯

肩膀放松下沉，回到起始姿势，并感受动作完成所产生的效果。呼吸平和并安静。

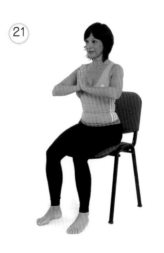

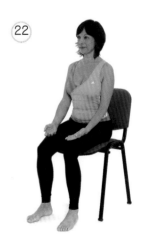

垫上体式

　　垫上体式为拜日式的动作，是一组
与呼吸协调配合，动作流畅，并同时充
满活力的体式组合。垫上体式可以激发
我们的生命活力，放松肌肉，加强肌腱
和韧带，有助于提高力量、灵活性和平
衡性，以及改善我们的情绪管理能力。

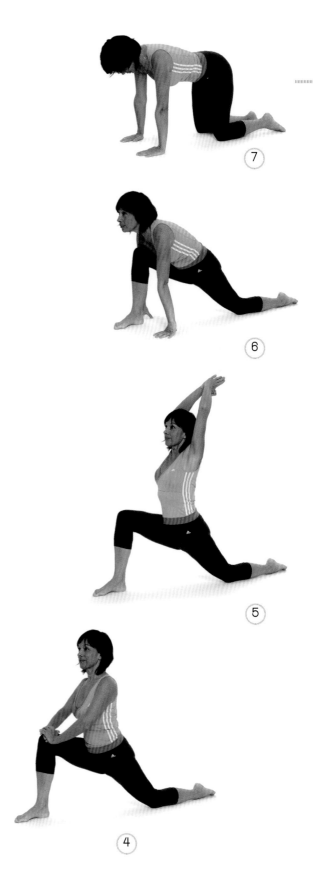

⑦

⑥

⑤

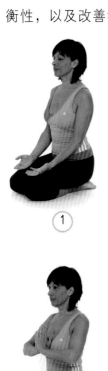

①

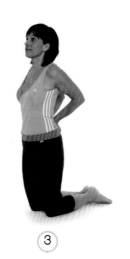

②

③

④

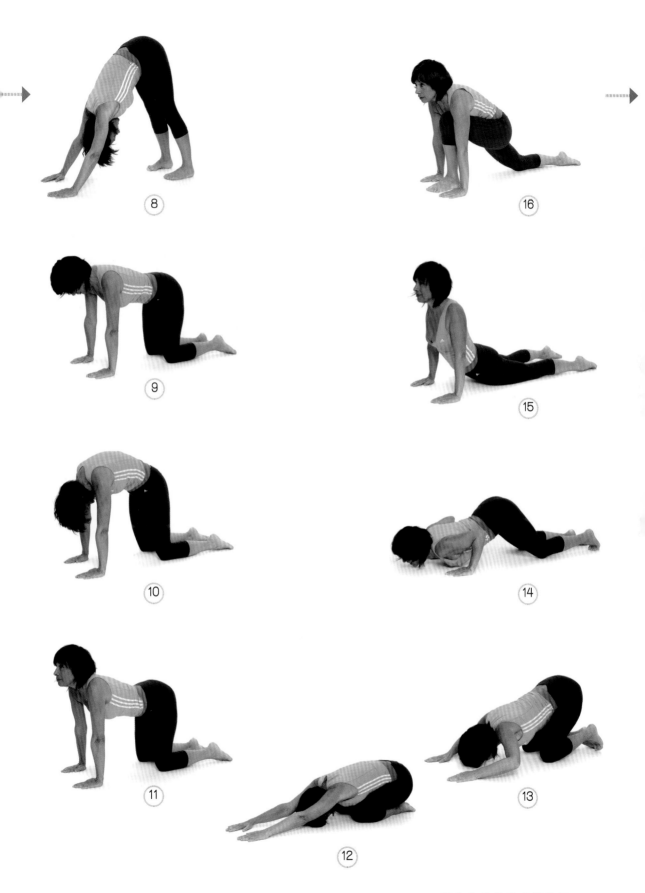

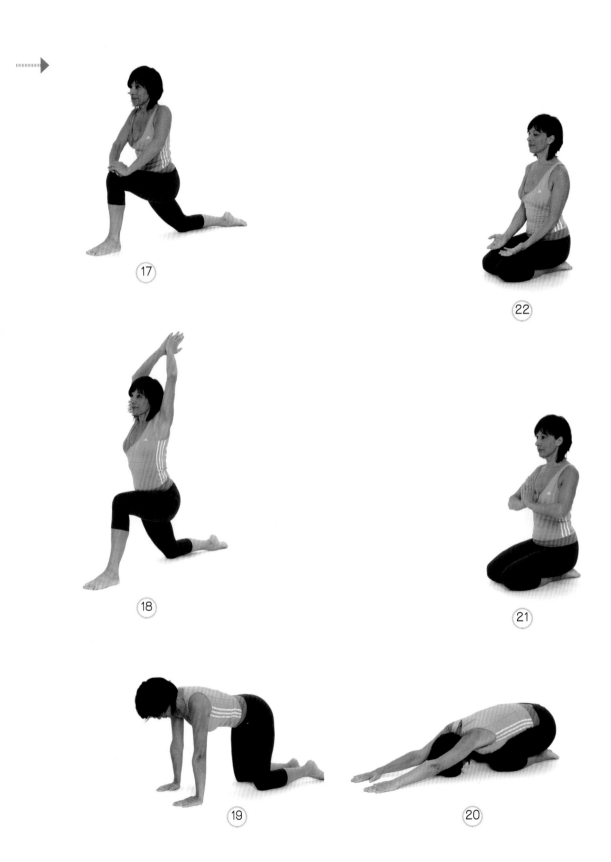

17

22

18

21

19

20

放松，保持身体的警觉性。这种起始姿势有助于更好地获得身体意识、调节呼吸，同时放松所有身体部位。

准备开始。稳固坐姿，臀部坐在脚跟上，头顶上推，脊柱竖直，双手双臂放松。

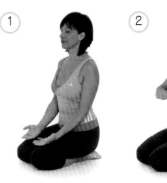

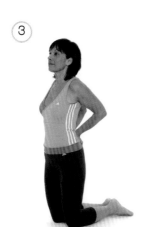

∧ 吸气，身体直立，向前推耻骨，双手放于腰部，胸腔上部打开。

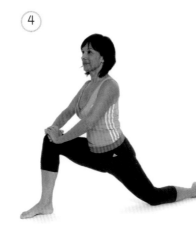

∧ 呼气，将右脚放于身体前方（成弓步），左膝仍放于地面，左脚伸直。双手平放于右膝关节处，头顶上推使背部挺直。

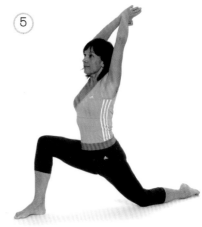

∧ 吸气，保持腿部姿势不变，手臂上举，指尖朝上，双手合掌以便更好地拉伸整个身体。然后，伸展躯干，同时将手指向后上方推拉。

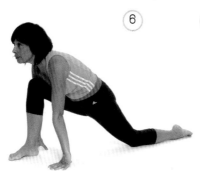

∧ 呼气，躯干前倾，双手放在右脚的两侧。

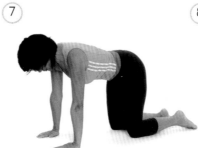

∧ 吸气，四足支撑姿势，手臂和大腿与地面垂直，背部挺直，颈部处于脊柱延长线上。

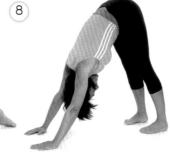

∧ 呼气，保持膝盖弯曲，同时臀部向后上方推拉，并将腹部向大腿处收回，头部朝向膝盖靠拢，双臂伸直。背部充分伸展后，伸直双腿并将脚跟推向地面，双脚分开与髋同宽。

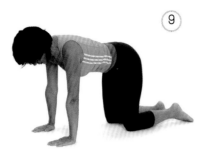

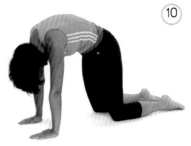

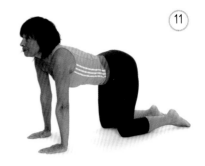

∧ 吸气，呈四足支撑姿势，手臂和大腿与地面垂直，背部挺直，颈部处于脊柱延长线上。

∧ 继续吸气，从骨盆后倾动作开始拱起后背；然后以颈部弯曲，下巴向喉咙处收回的动作结束。

∧ 呼气，从骨盆前倾动作开始，背部向下凹陷，在下巴抬起时结束动作。

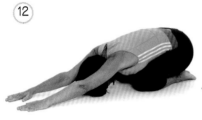

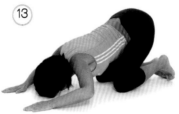

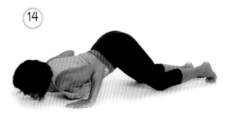

∧ 呼气，臀部向后坐在脚跟上，脚背伸展。手臂向前推，额头贴地（像猫伸展的姿势）。

∧ 从上一姿势开始，双手位置保持不变，将下巴和胸部拉回，脊柱拱起。在肺部排空下进行此爬行练习。

∧ 无法进行此爬行动作的练习者，可以在四足支撑姿势之后弯曲肘部，然后双腿向后伸。

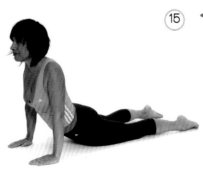

◁ 吸气。从上一姿势开始，按照以下顺序伸展脊柱：双肘靠近肋部，双肩处于双手正上方，前额一直贴地，下巴向喉咙处收紧，头顶向前推；然后手掌后拉（想象手掌在地面上滑动，但并非真的移动），直至背部向上抬起。

这个预备阶段很重要，因为可以在完成伸展动作之前先拉伸脊柱，从而避免过度拱背所引起的风险。

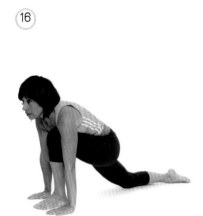

⌄ 呼气，左腿向前呈弓步，身体前倾，手放在左脚的两侧。

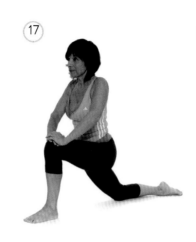

⌄ 吸气，并保持腿部的位置不变，将双手平放在左膝关节上，头顶上推以使背部挺直。

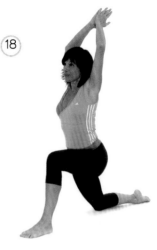

⌄ 呼气，然后上举手臂，指尖朝上，双手合掌以便更好地拉伸整个身体。然后伸展躯干，同时将手指向后上方推。

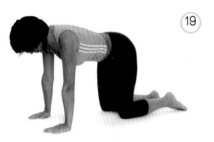

⌄ 吸气，四足支撑姿势，手臂和大腿与地面垂直，背部挺直，颈部处于脊柱延长线上。

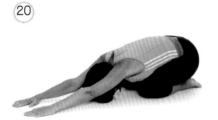

⌄ 呼气，臀部向后坐在脚跟上，脚背伸展。手臂向前推，额头贴地（像猫伸展的姿势）。

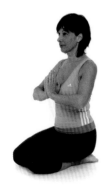

< 呼气，上身缓慢坐起，胸前合掌，前臂平行于地面，肩膀放松下沉。

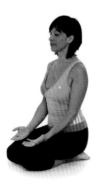

< 呼气，回到起始姿势，感受动作完成所产生的效果。呼吸平和且安静。

麦克斯变式

麦克斯变式（Maxasanas）是同为体育教师和教练的我的学生所设计的另一种拜日式变式，灵感来源于拜日式的相关细节，目的是更好地激活其他身体部位。关于呼吸，正如我们已经指出的那样，每个人都可以按照自己的意愿去运用它。

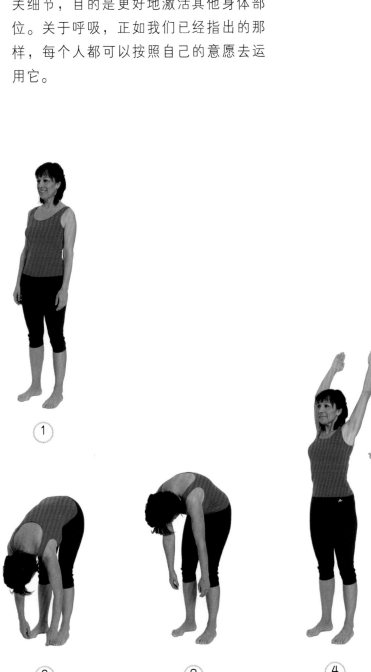

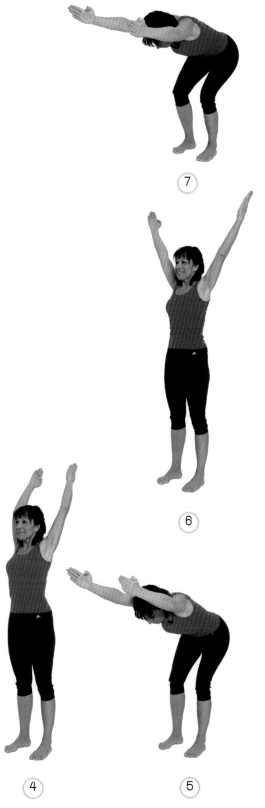

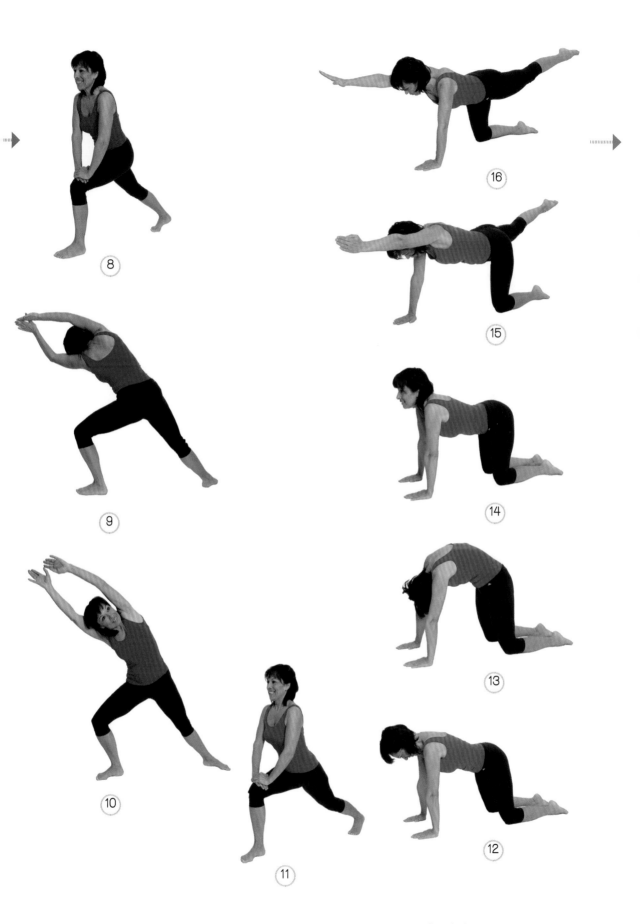

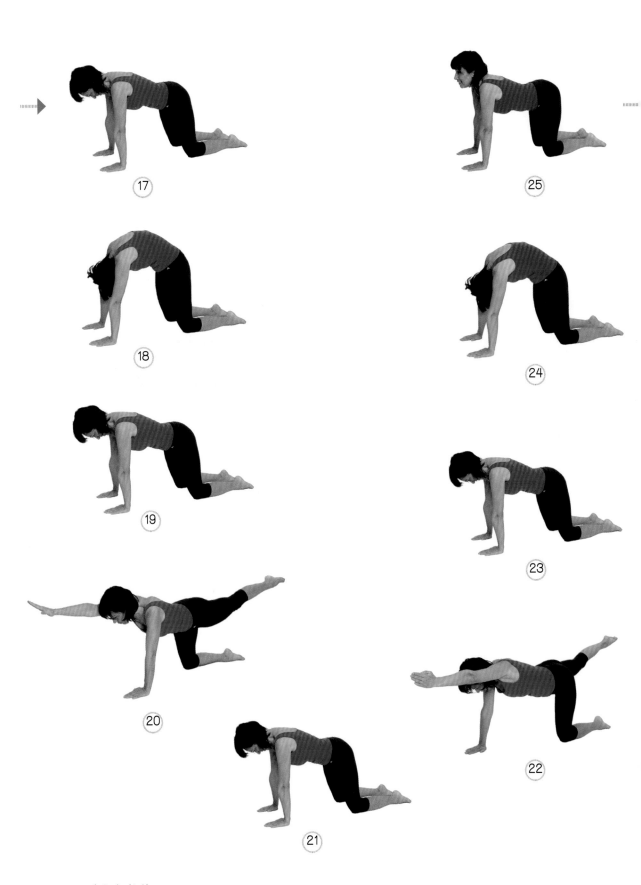

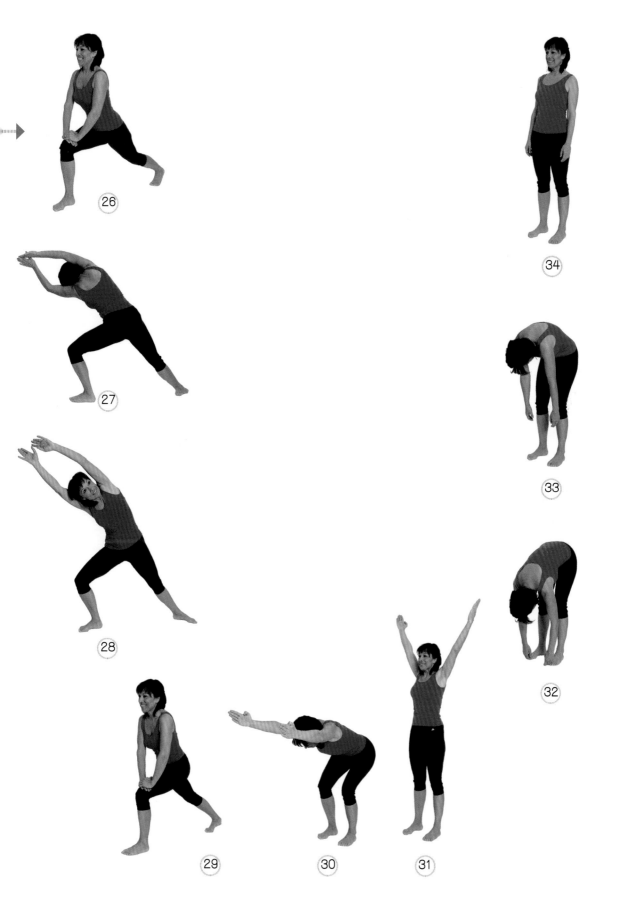

①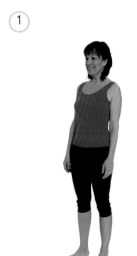

②

③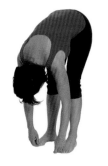

④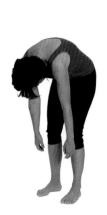

∧ 从站立姿势开始，双腿分开与肩同宽，双脚平行，手臂放松放于身体两侧。

∧ 身体缓慢向下卷，双臂自然下垂，颈部放松。

∧ 缓慢向上展开身体，然后向上伸展双臂。

⑤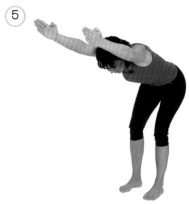

⑥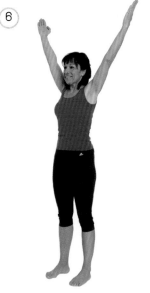

⑦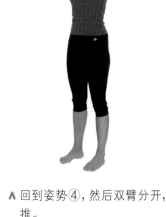

∧ 双膝略微弯曲，身体前倾，双臂伸直，颈部处于脊柱延长线上。

∧ 再次将身体前倾，双臂伸直，颈部处于脊柱延长线上。并增加双膝弯曲的幅度。

⑧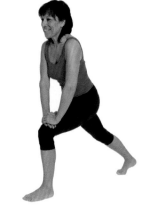

∧ 回到姿势④，然后双臂分开，头顶上推。

◂ 左脚向前成弓步，左膝与左脚垂直，右脚跟离地。

双手推压左膝以挺直背部。

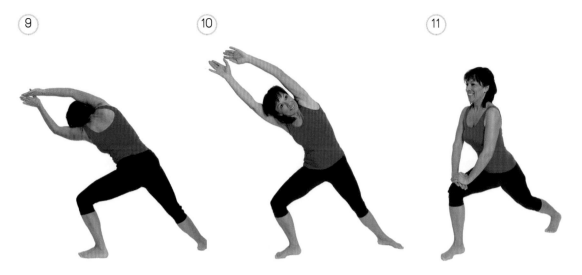

⑨ ∧ 将身体转向侧面，右脚内侧踩地；躯干左倾，手臂尽量伸直，处于躯干的延长线上。

⑩ ◀ 右膝弯曲，左脚内侧踩地；躯干右倾，手臂伸直，处于躯干的延长线上。

⑪ ◀ 然后重新回到弓步姿势，右脚在前，右膝与右脚垂直，左脚跟离地，双手推压右膝以挺直背部。

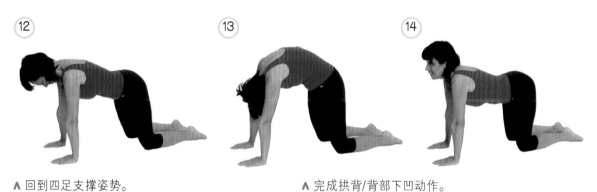

⑫ ∧ 回到四足支撑姿势。

⑬ ∧ 完成拱背/背部下凹动作。

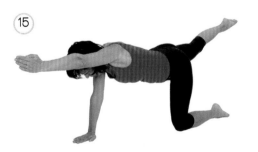

∧ 从四足支撑姿势开始，向前伸展左臂的同时向后伸展右腿。

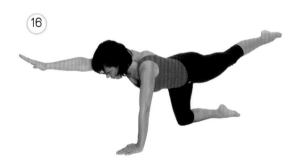

∧ 重新回到四足支撑姿势。向前伸展右臂的同时向后伸展左腿。

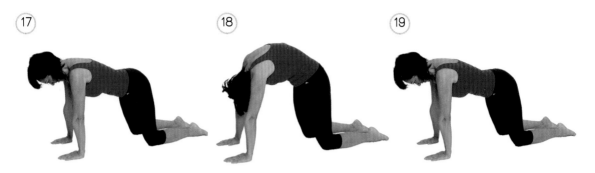

∧ 回到四足支撑姿势。

∧ 完成拱背/背部下凹动作。

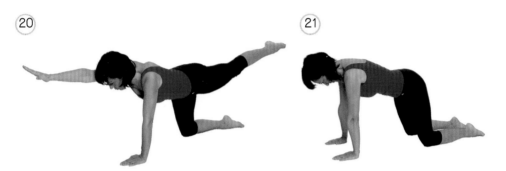

∧ 向前伸展右臂的同时向后伸展左腿。

∧ 回到四足支撑姿势……

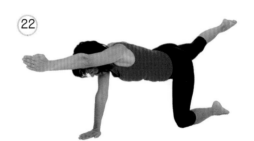

∧ ……向前伸展左臂的同时向后伸展右腿。

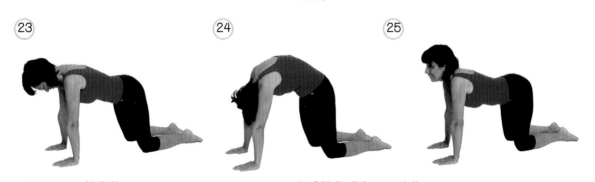

∧ 回到四足支撑姿势。

∧ 完成拱背/背部下凹动作。

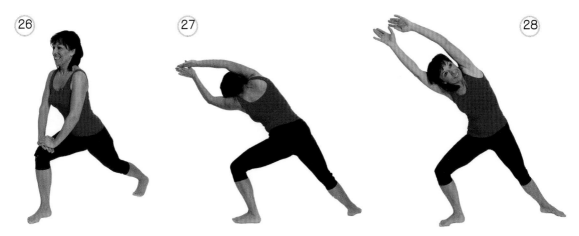

㉖ ⋀ 回到弓步姿势。右脚在前，右膝与右脚垂直。双手推压左膝以挺直背部。

㉗ ⋀ 身体转向侧面，右脚内侧踩地；躯干左倾，手臂尽量伸直，处于躯干的延长线上。

㉘ ⋀ 右膝弯曲，左脚内侧踩地；躯干右倾，手臂伸直，处于躯干的延长线上。

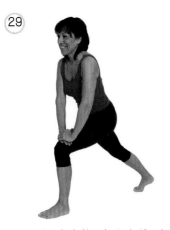

㉙ ⋀ 回到弓步姿势，左脚在前，左膝与左脚垂直，右脚跟离地，双手按推压左膝以挺直背部。

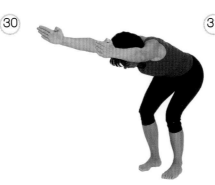

㉚ ⋀ 身体再次前倾，双臂伸直，颈部处于脊柱延长线上。并增加双膝弯曲的幅度。

身体挺直，手臂向上伸直。 ➤

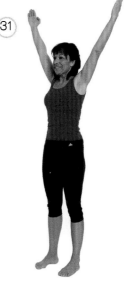

㉛

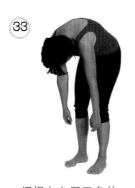

㉜ ⋀ 身体缓慢向下卷，颈部和肩部放松。

㉝ ⋀ 缓慢向上展开身体。

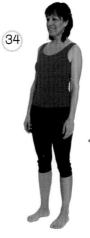

㉞ ◀ 回到起始姿势，站立，双腿分开与肩同宽，双脚平行，手臂放松放于身体两侧。

藏式拜日式（传统动作）

藏式拜日式是藏式瑜伽的一部分。肺部完全排空或充满、节律性地停止和加速、同步和精神集中的呼吸方式是藏式瑜伽的核心。藏式拜日式可使身体更有活力，有助于促进身心健康和身心和谐。

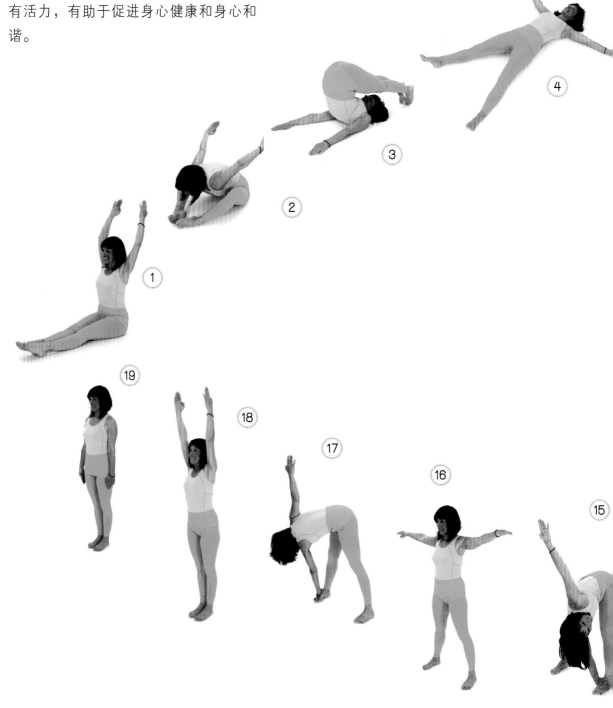

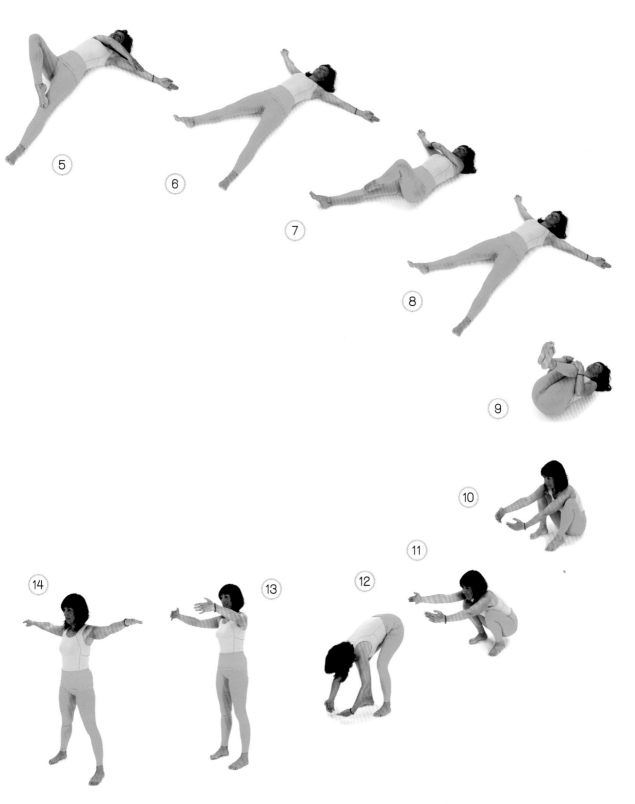

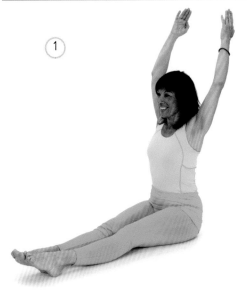

① ∧ 坐姿，背部挺直，骨盆保持平衡，双臂上举至头部上方并拉伸背部。

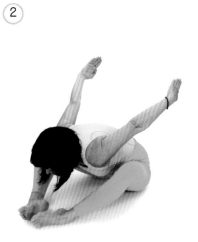

② ∧ 上身前倾，双膝打开，脚底相对并收紧，同时有意识地将肚脐向地面靠拢。双手放下然后伸向身体后方，掌心相对。

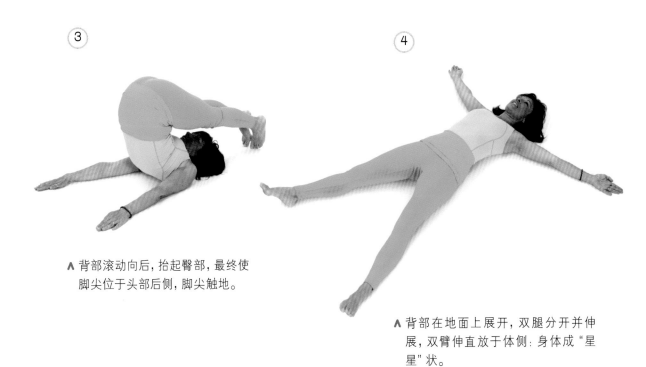

③ ∧ 背部滚动向后，抬起臀部，最终使脚尖位于头部后侧，脚尖触地。

④ ∧ 背部在地面上展开，双腿分开并伸展，双臂伸直放于体侧：身体成"星星"状。

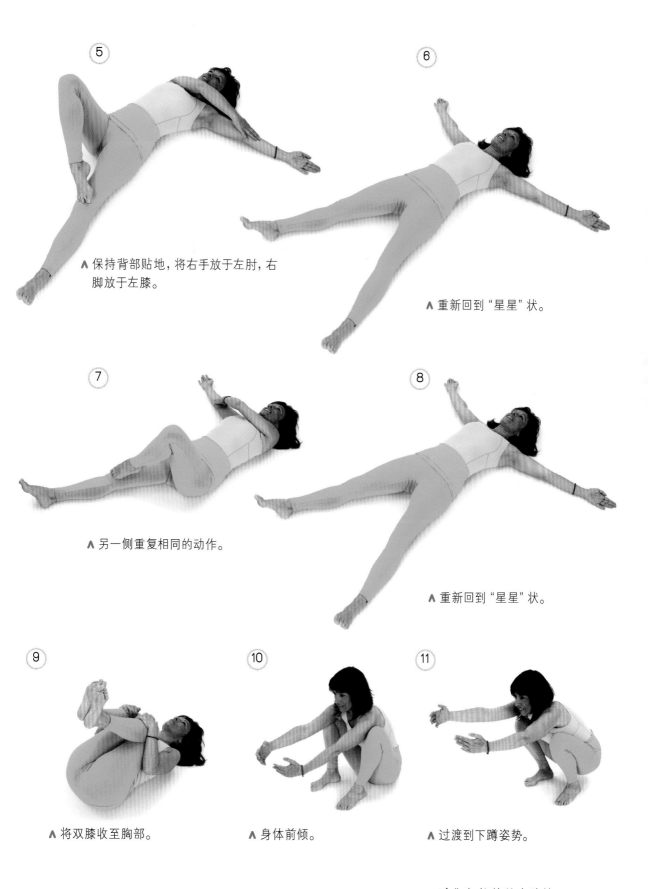

⑤

∧ 保持背部贴地，将右手放于左肘，右脚放于左膝。

⑥

∧ 重新回到"星星"状。

⑦

∧ 另一侧重复相同的动作。

⑧

∧ 重新回到"星星"状。

⑨

∧ 将双膝收至胸部。

⑩

∧ 身体前倾。

⑪

∧ 过渡到下蹲姿势。

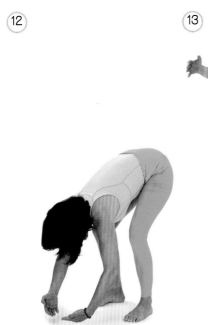

⑫

∧ 从腰背部开始向上伸展脊柱，下肢跟随上身的动作逐渐起立……

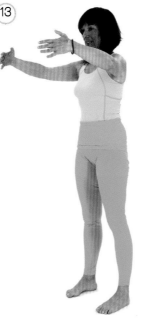

⑬

∧ ……一直伸展到颈部。

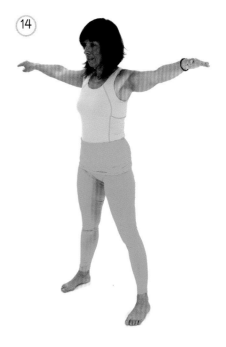

⑭

∧ 双臂侧平举。

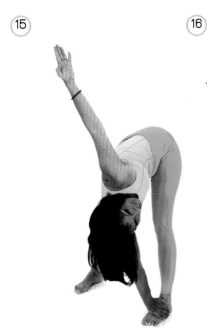

⑮

∧ 身体前屈，右手放在左脚上。

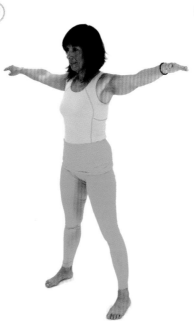

⑯

∧ 回到站立背挺直姿势，双臂侧平举与肩同高。

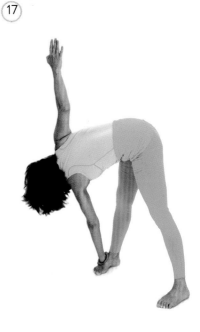

⑰

∧ 身体向前屈，左手放在右脚上。

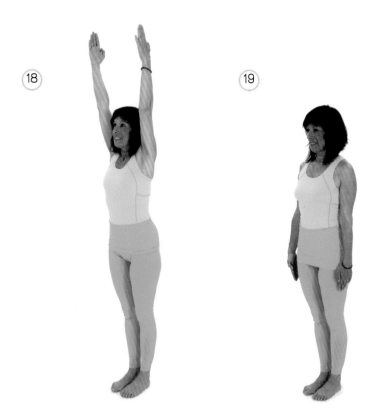

∧ 挺直躯干，双脚并拢，双臂上举至头
　部上方。

∧ 将双臂放在身体两侧。可以闭上双眼，
　专注感受练习过后身体的感觉。

藏式拜日式(变式)

　　根据我们的经验,某些藏式拜
日式的动作并不容易做到。本变式
是我们借鉴传统的藏式拜日式并改
进后的动作,其与传统的藏式拜日
式相似,但相对简单。

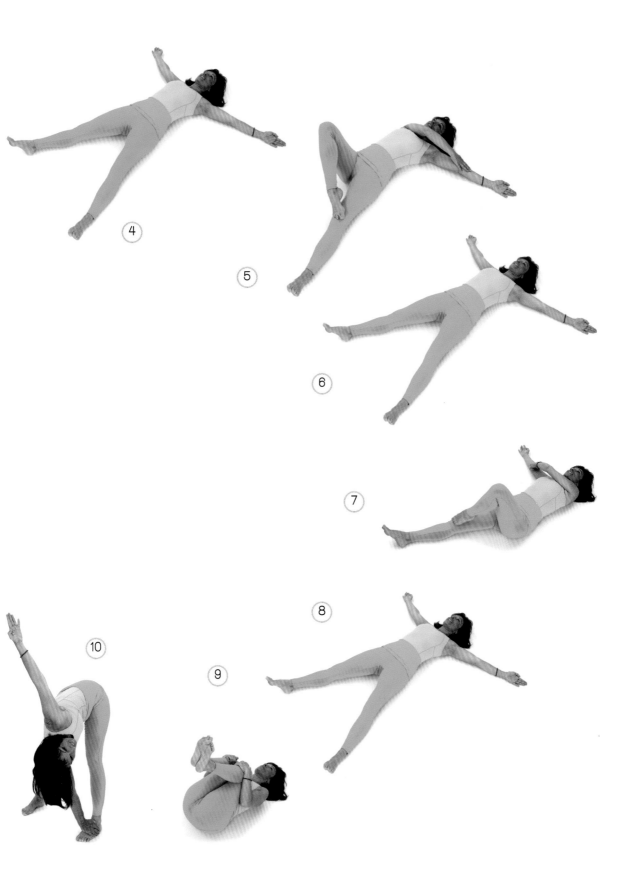

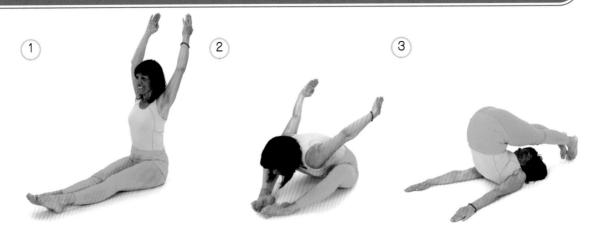

① ∧ 坐姿，背部挺直，骨盆保持平衡，双臂上举至头部上方并拉伸背部。

② ∧ 上身前倾，双膝打开，脚底相对并收紧，同时有意识地将肚脐向地面靠拢。

双手放下然后伸向身体后方，掌心相对。

③ ∧ 背部滚动向后，抬起臀部并最终使脚尖位于头部后侧，脚尖触地。

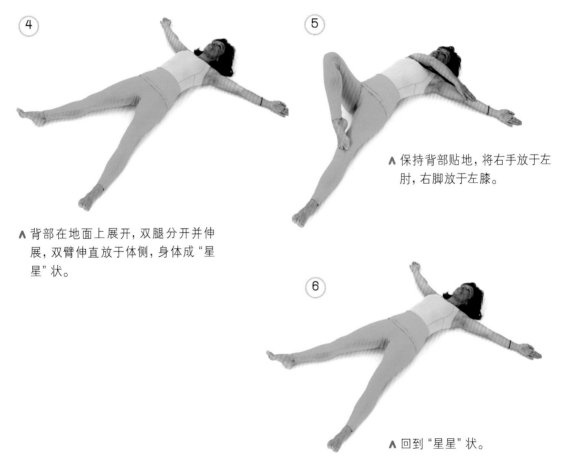

④ ∧ 背部在地面上展开，双腿分开并伸展，双臂伸直放于体侧，身体成"星星"状。

⑤ ∧ 保持背部贴地，将右手放于左肘，右脚放于左膝。

⑥ ∧ 回到"星星"状。

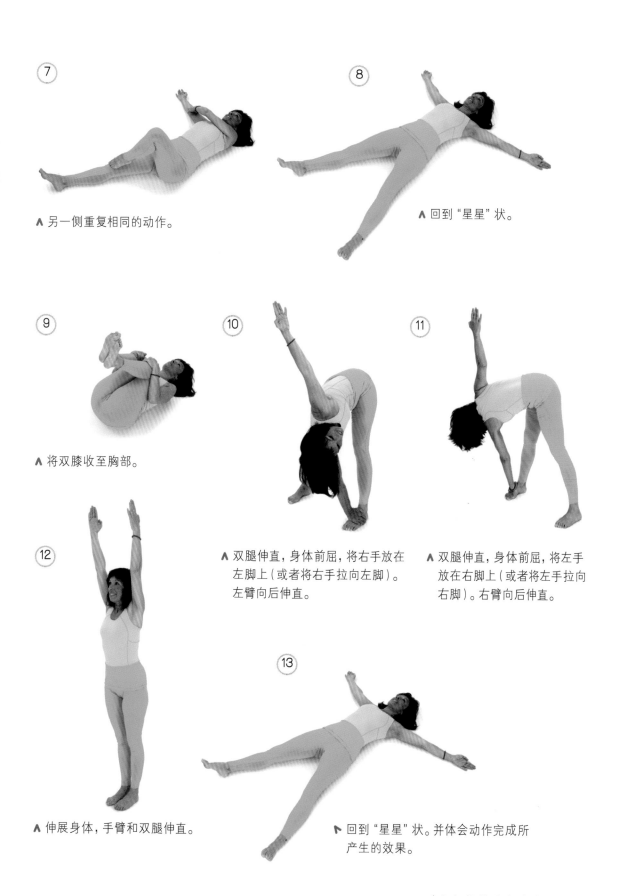

⑦

∧ 另一侧重复相同的动作。

⑧

∧ 回到"星星"状。

⑨

∧ 将双膝收至胸部。

⑩

∧ 双腿伸直，身体前屈，将右手放在
左脚上（或者将右手拉向左脚）。
左臂向后伸直。

⑪

∧ 双腿伸直，身体前屈，将左手
放在右脚上（或者将左手拉向
右脚）。右臂向后伸直。

⑫

∧ 伸展身体，手臂和双腿伸直。

⑬

↖ 回到"星星"状。并体会动作完成所
产生的效果。

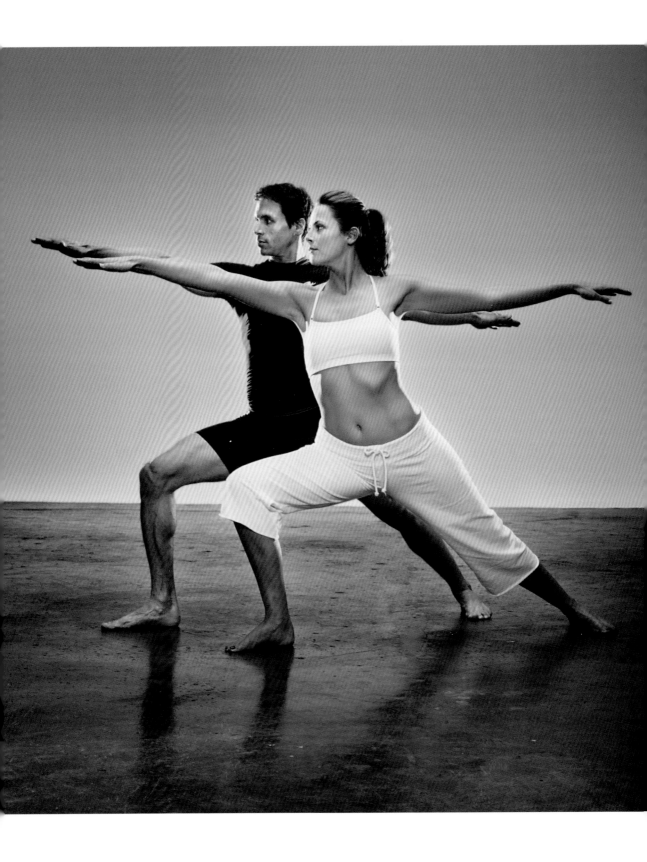

拜月式

　　拜月式也称向月亮致敬式。像拜日式一样，拜月式也有很多不同的变式。本书介绍拜月式的四种变式。练习拜月式的重点在于集中注意力，极具内心化，并且动作要与呼吸保持一致。

第一式

　　哈达瑜伽建议我们勤奋练习，"使能量更加和谐"。在额瑜伽概念中，这些能量通过"经脉"在体内循环。

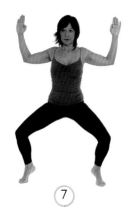

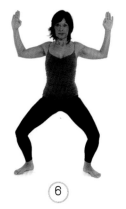

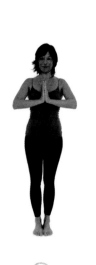

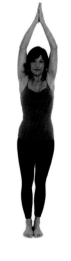

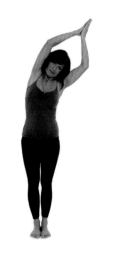

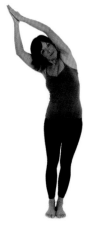

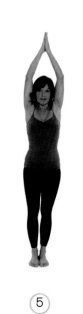

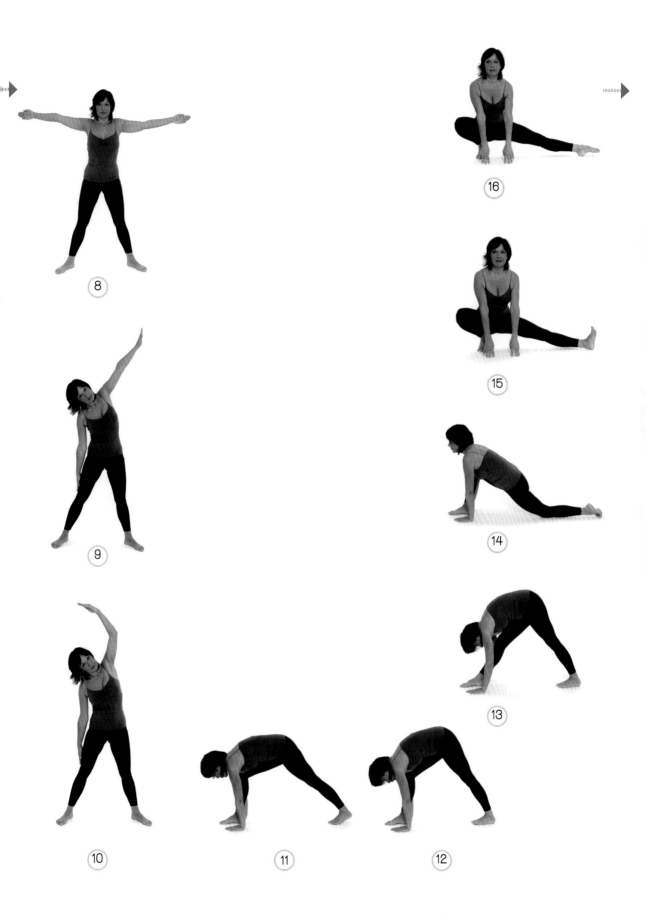

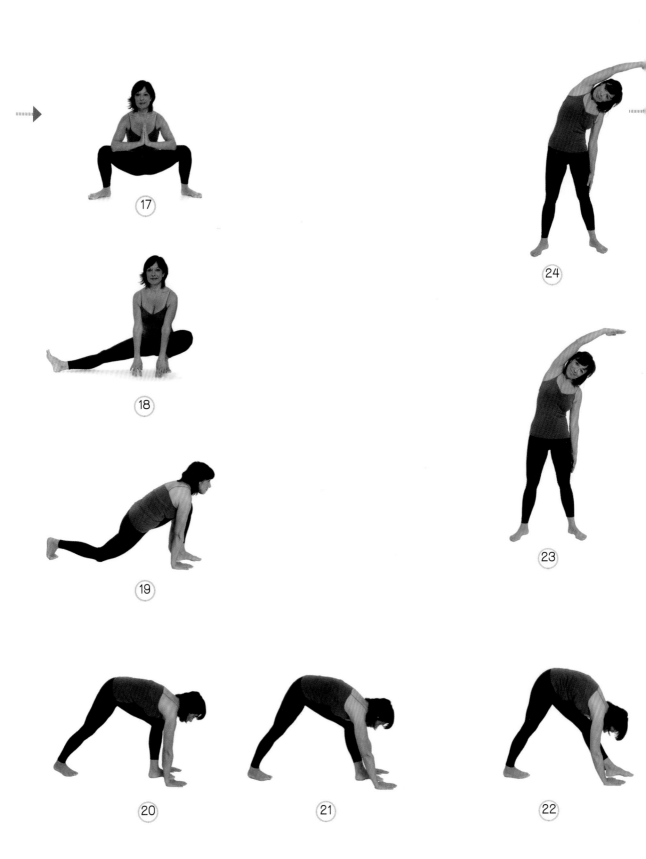

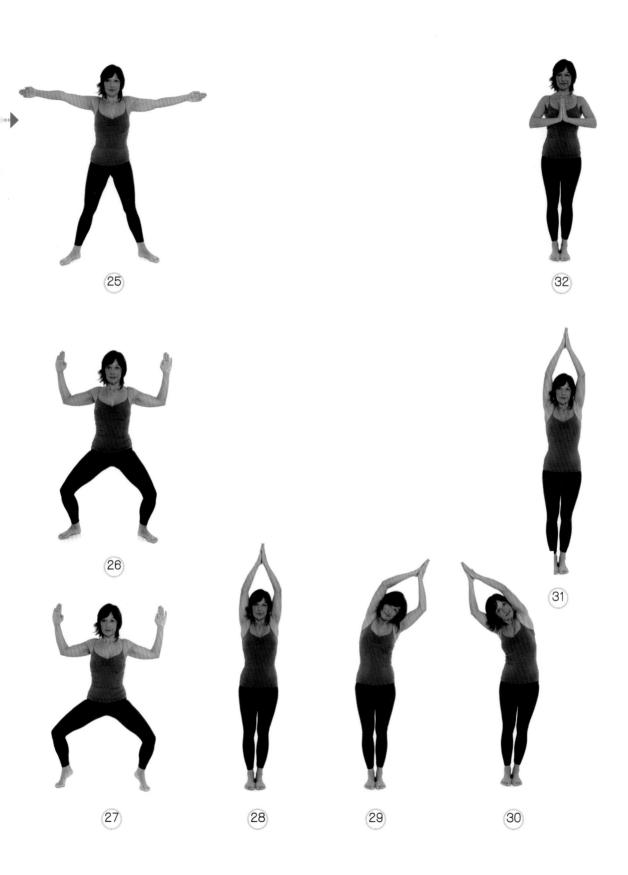

㉕ ㉖ ㉗ ㉘ ㉙ ㉚ ㉛ ㉜

①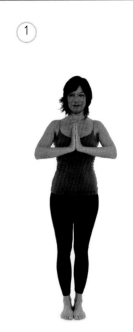

②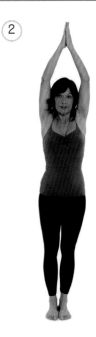

③ ④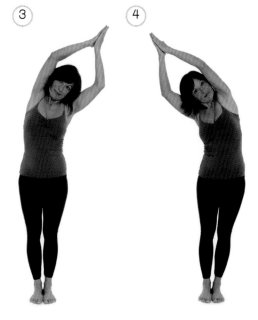

∧ 从平衡姿势开始（背挺直，双脚固定于地面）。双手保持胸前合掌。

∧ 双臂上举，双手手指向上牵拉。

∧✓ 上身向左侧屈并保持双臂伸展，骨盆固定。然后转为向右。

⑤ ⑥ ⑦ ⑧

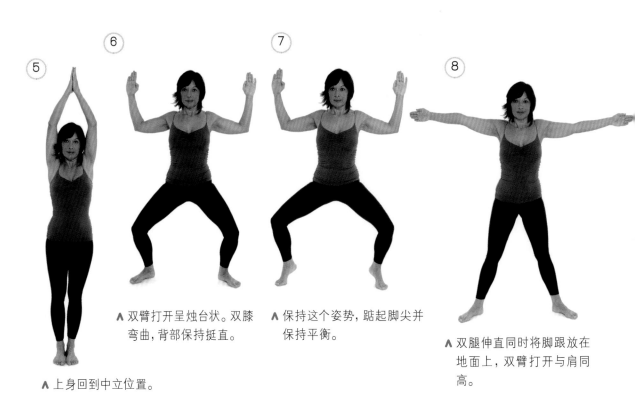

∧ 上身回到中立位置。

∧ 双臂打开呈烛台状。双膝弯曲，背部保持挺直。

∧ 保持这个姿势，踮起脚尖并保持平衡。

∧ 双腿伸直同时将脚跟放在地面上，双臂打开与肩同高。

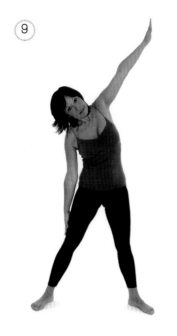

⑨

⋀ 左臂保持举起，上身向右侧屈。

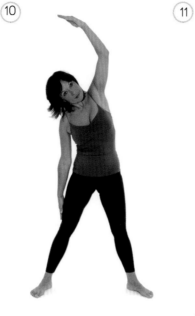

⑩

⋀ 将左臂向上牵拉并尽量伸直。

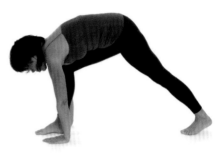

⑪

⋀ 上身向右腿方向扭转，腹部贴在右侧大腿上以保护腰椎。

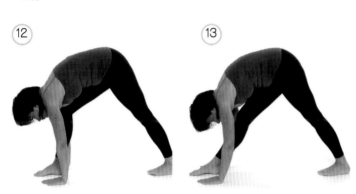

⑫ ⑬

⋀ 尝试在保持腹部与大腿紧贴的情况下伸直右腿。

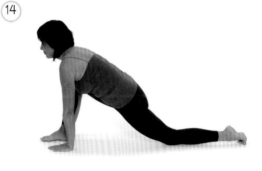

⑭

⋀ 左膝跪地，并向后滑动以感受髋部的拉伸（腰大肌）。

<⋀ 回到面朝前方，并以弯曲的右腿为支撑，同时牵拉并伸直左腿。

动作变化： 绷紧或者勾起脚尖都是可以的。

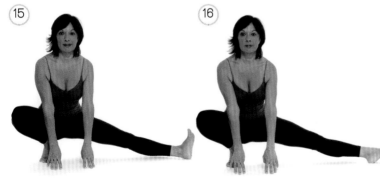

⑮ ⑯

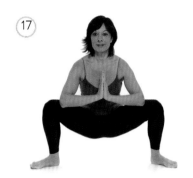

(17)

∧ 将身体重心移至中心位置，保持深蹲姿势并于胸前合掌。肘部与膝盖同高，背部挺直。

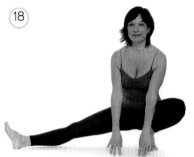

(18)

∧ 将体重移至弯曲的左腿上。伸展右腿。

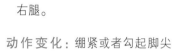

动作变化：绷紧或者勾起脚尖都是可以的。

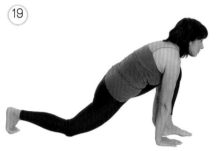

(19)

∧ 上身向左腿方向扭转，同时向后滑动右腿以感受髋部的拉伸（腰大肌）。

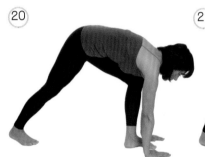

(20)

∧ 臀部上抬。

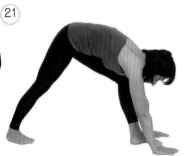

(21)

∧ 腹部贴紧大腿。

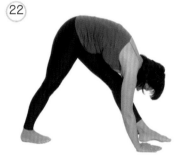

(22)

∧ 尝试在保持腹部与大腿紧贴的情况下伸直左腿。

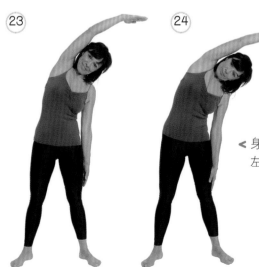

(23)

(24)

< 身体回到面向前方，上身向左侧屈，右臂向上抬起。

(25)

上身回到中立位置，保持 >
双臂打开并与肩同高。

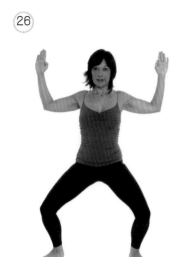

26 双臂打开呈烛台状。 肘部与肩同高。双膝弯曲。

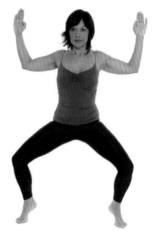

27 踮起脚尖并保持平衡。

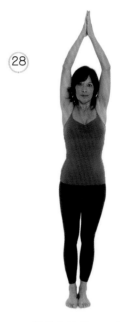

28 双腿伸直并拢，双臂上举，双手合掌。

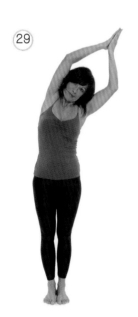

29 上身向左侧屈。

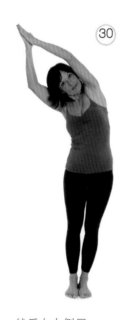

30 然后向右侧屈。

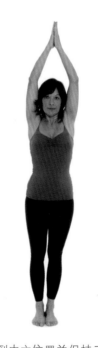

31 回到中立位置并保持手臂上举，双手合掌。

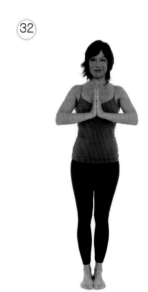

32 回到起始姿势。身体保持平衡，手臂弯曲，胸前合掌。

从左侧开始重复此套路练习。

第二式

　　练习拜月式的最佳时间是晚上，可以缓解白天的紧张情绪。

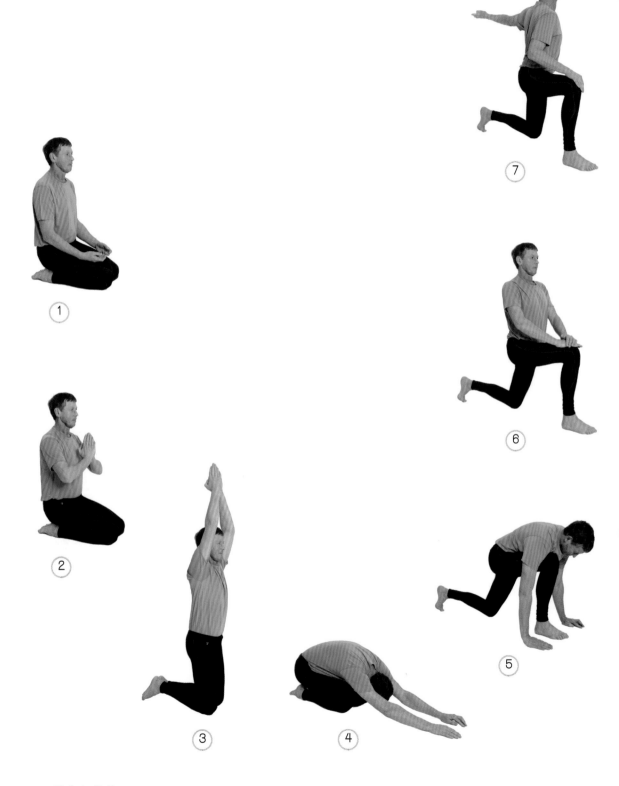

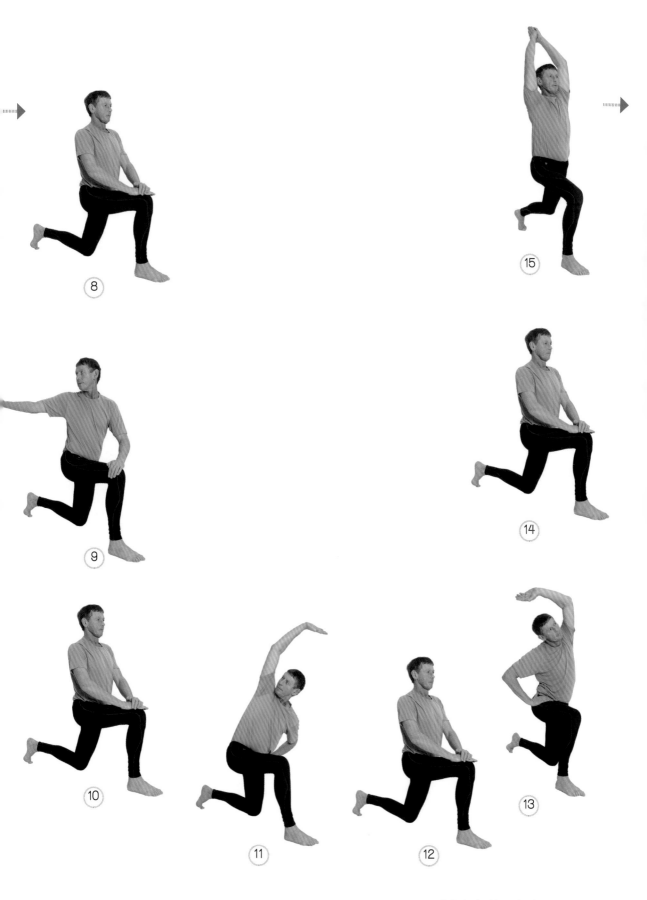

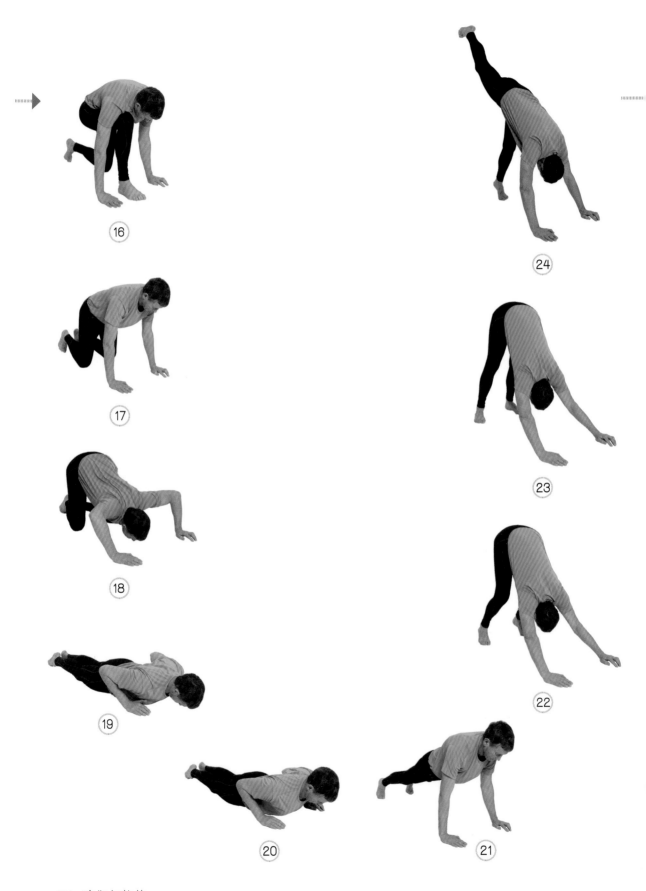

16

17

18

19

20

21

22

23

24

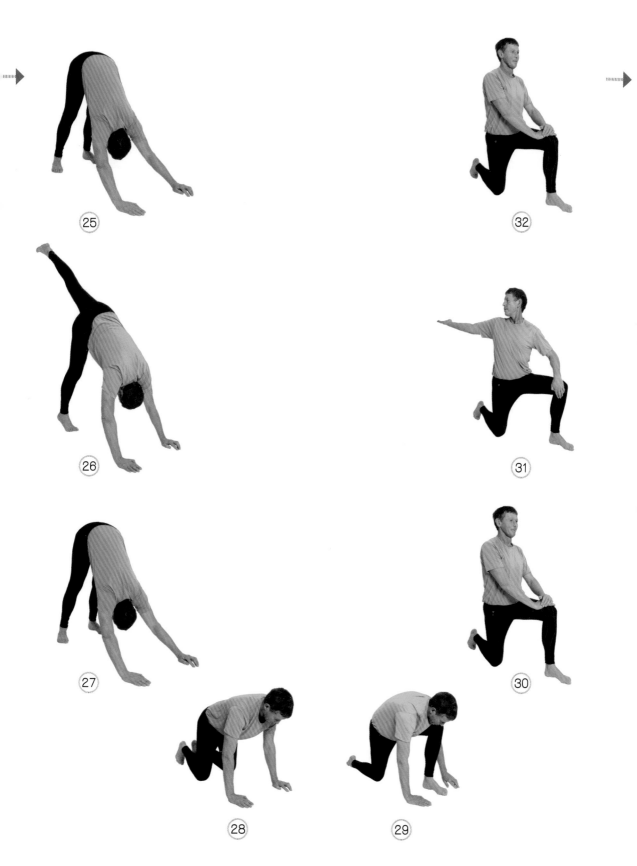

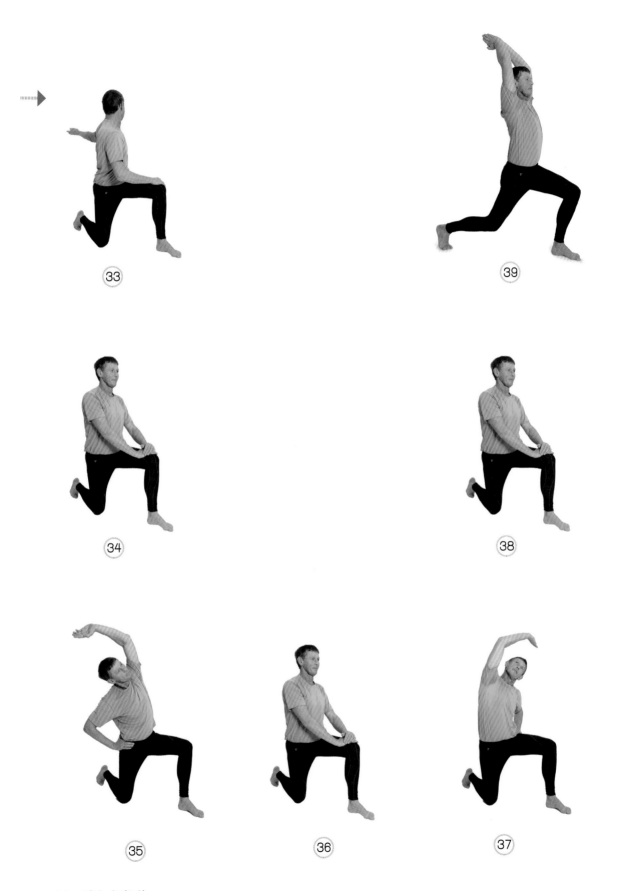

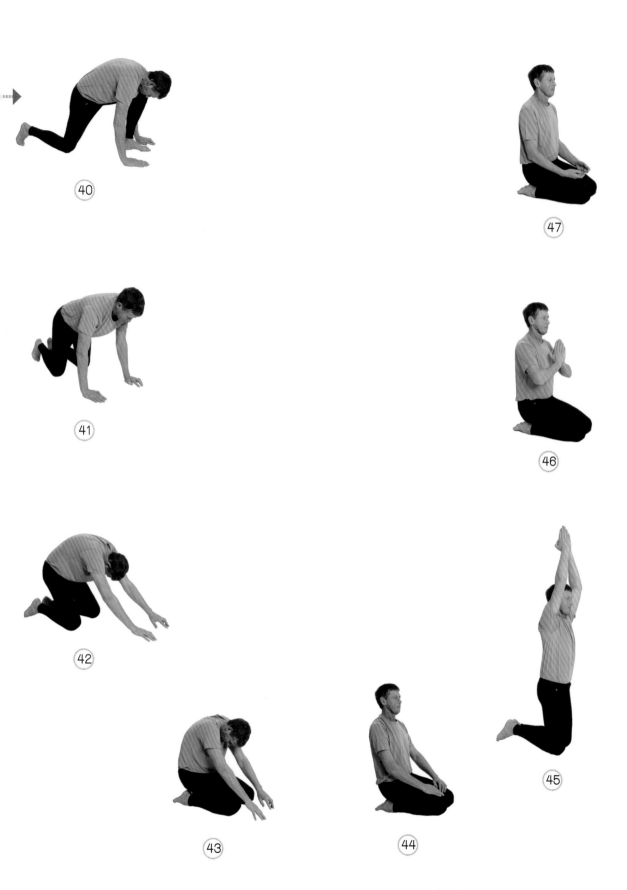

①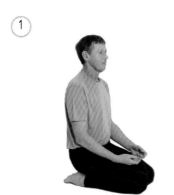

∧ 臀部坐在脚跟上，背部挺直。

②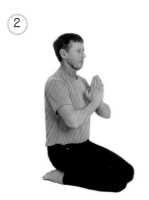

∧ 双手胸前合掌。

③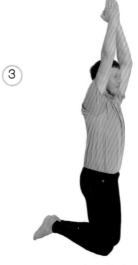

∧ 手臂上举，并将臀部向上抬起，同时向前推耻骨。

④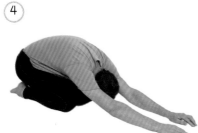

◄ 将臀部放在脚跟上同时伸展背部，双手放在地上。

⑤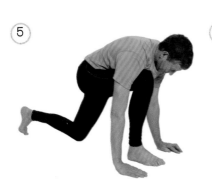

∧ 右脚向前呈弓步，放于两臂之间。

⑥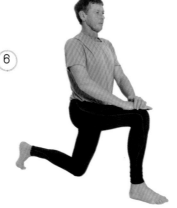

∧ 上身挺直并将双手放在右膝上。

⑦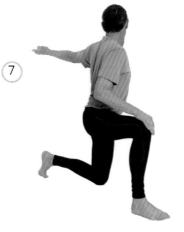

∧ 保持右手放于右膝，上身向左扭转的同时伸展左臂（手臂与肩同高），掌心朝上。

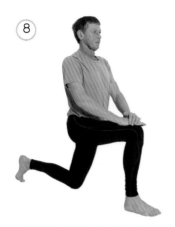

⑧

∧ 回到姿势⑥，上身挺直，双手放在右膝上。

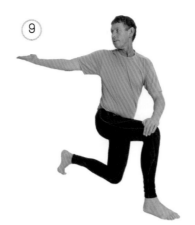

⑨

∧ 保持左手放于右膝，上身向右扭转的同时伸展右臂（手臂与肩同高），掌心朝上。

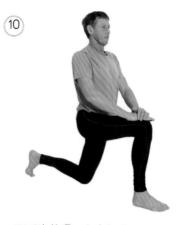

⑩

∧ 回到姿势⑥，上身挺直，双手放在右膝上。

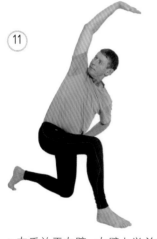

⑪

∧ 左手放于左髋，右臂上举并将上身向左侧屈。

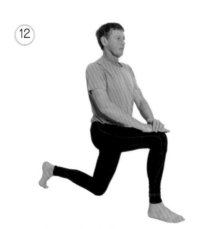

⑫

∧ 回到姿势⑥，上身挺直，双手放在右膝上。

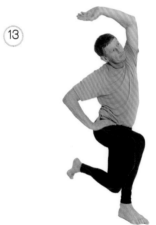

⑬

∧ 右手放于右髋，左臂上举并将上身向右侧屈。

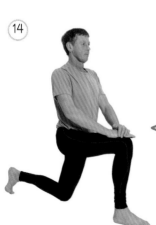

⑭

< 回到姿势⑥，上身挺直，双手放在右膝上。

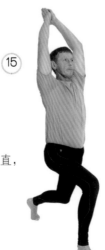

⑮

< 双臂上举的同时抬起左膝。

动作变化：双臂上举并将左腿向后滑动以感受髋部肌肉的拉伸。

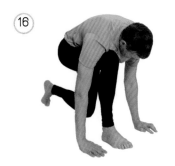

⋀ 拱起后背，同时放下双臂并将双手放在地面上。

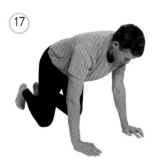

⋀ 右腿向后滑动，将右膝放在与左膝平行的位置。背部挺直呈四足支撑姿势。

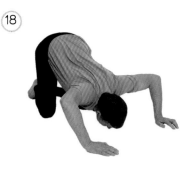

⋀ 将臀部向脚跟方向推，同时拉伸背部。

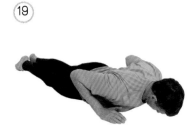

⋀ 双手保持不动，腹部平放在地面上。颈部位于躯干的延长线上，头顶向前推以伸展脊柱。

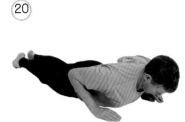

⋀ 上身抬起。

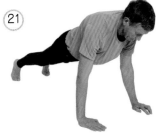

⋀ 收缩腹部和臀部肌肉，手臂伸直并向上抬起身体。

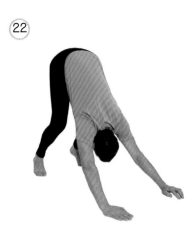

⋀ 向后上方推动臀部，双膝弯曲。

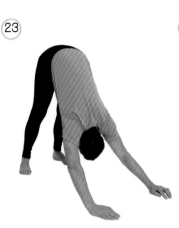

⋀ 背部姿势固定后，将脚跟推向地面。

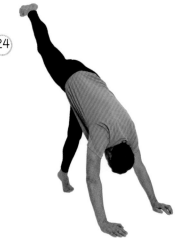

⋀ 在这个姿势下，向后抬起右腿。

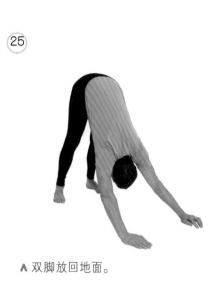

25

∧ 双脚放回地面。

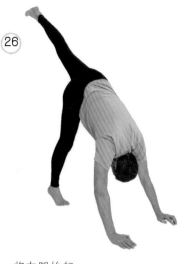

26

∧ 将左腿抬起。

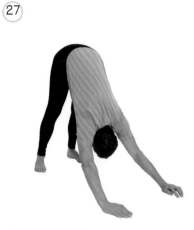

27

∧ 双脚放回地面。

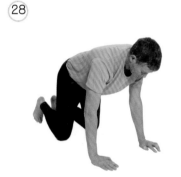

28

∧ 回到四足支撑姿势。

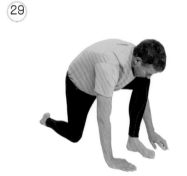

29

∧ 左腿向前呈弓步，放于两手之间。

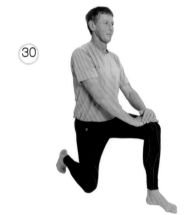

30

∧ 上身挺直，双手放在左膝上。

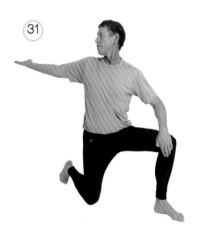

31

∧ 保持左手放于左膝，上身向右扭转的同时伸展右臂，右臂打开与肩同高。

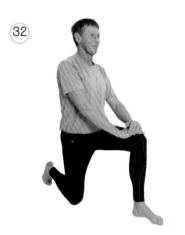

32

∧ 回到中间位置，背部挺直，双手放在左膝上。

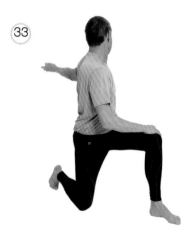

33

∧ 保持右手放于左膝，上身向右扭转，左臂打开与肩同高。

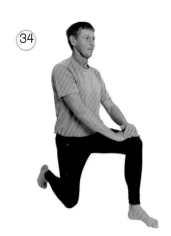

34 ∧ 回到中间位置，背部挺直，双手放在左膝上。

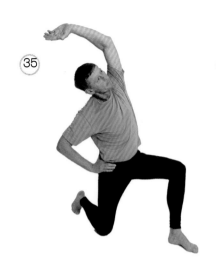

35 ∧ 右手放于右髋，然后抬起左臂，并将上身向右侧屈。

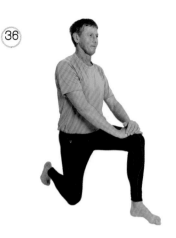

36 ∧ 回到中间位置，背部挺直，双手放在左膝上。

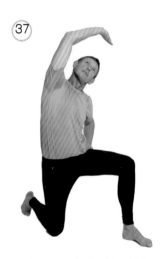

37 ∧ 左手放于左髋，然后抬起右臂，并将上身向左侧屈。

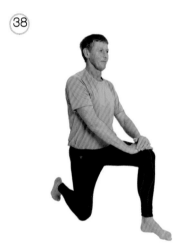

38 ∧ 回到中间位置，背部挺直，双手放在左膝上。

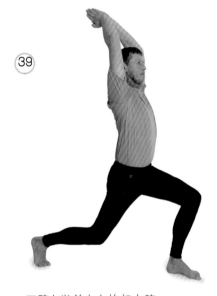

39 ∧ 双臂上举并向上抬起右膝。

动作变化：双臂上举并向后滑动右腿以便拉伸髋部。

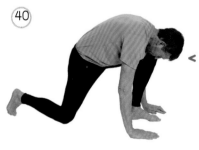

40 < 将双手放在左脚的两侧，右膝跪地。

回到四足支撑姿势，背部挺直。>

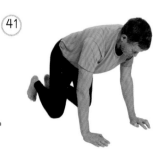

41

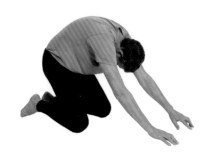

∧ 将臀部推向脚跟，并拱起后背，颈部收回。

 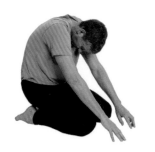

∧ 从腰椎开始，通过将椎骨一节节展开的方式抬起上身。

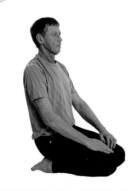

∧ 保持背部挺直，同时头顶上推，以加大拉伸力度。

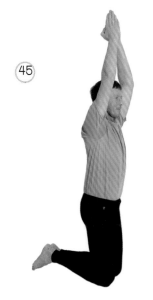

∧ 举起手臂的同时，抬起臀部，同时向前推耻骨。

 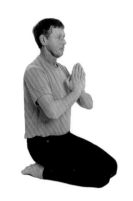

∧ 再次回到坐于脚跟的姿势，胸前合掌。

 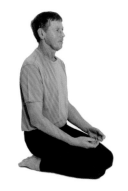

∧ 双手放于双膝。体会动作完成所产生的效果。

第三式

　　为了获得拜月式的所有益处，需考虑：

◉ 呼吸和动作保持协调。

◉ 追求动作的流畅性。

◉ 保持最大限度的精神集中。

◉ 精确地完成每个动作。

◉ 保持规律和勤奋的练习。

　　为了舒适地练习，如果您的膝盖容易疼痛，可以在膝盖下放一个软垫。

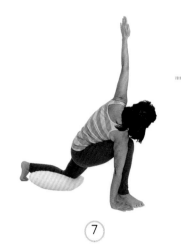

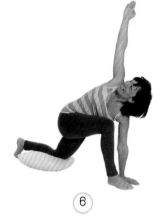

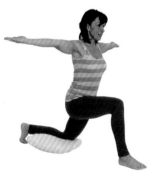

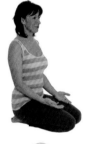

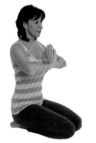

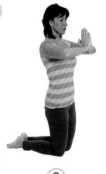

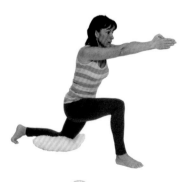

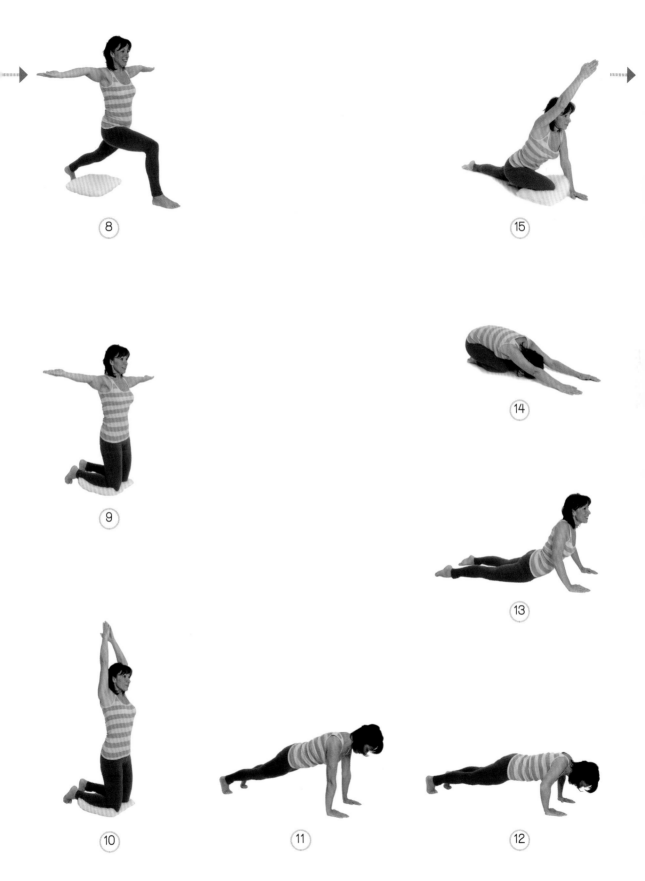

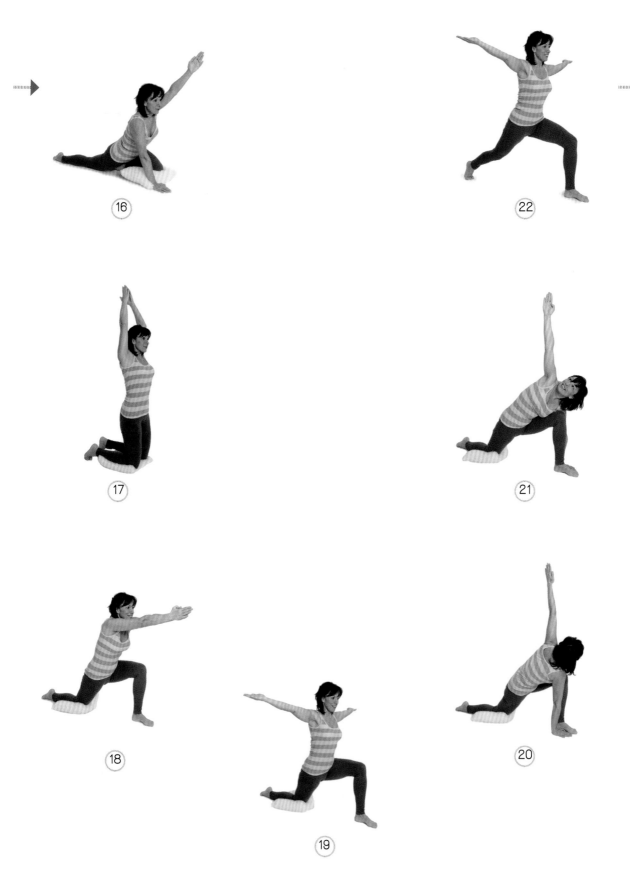

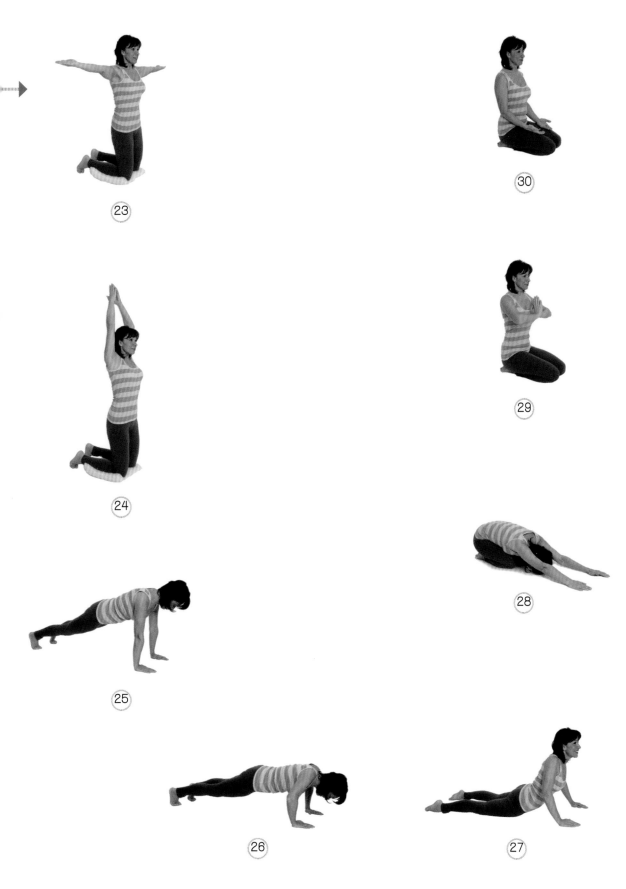

23

24

25

26

27

28

29

30

①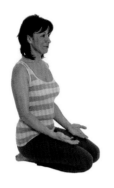

∧ 臀部坐于脚跟,背部挺直,
精神集中。

②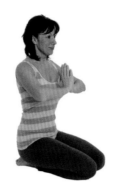

∧ 双手胸前合掌。

③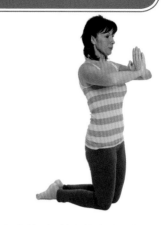

∧ 臀部上抬,保持胸前合掌并将
耻骨向前推。

④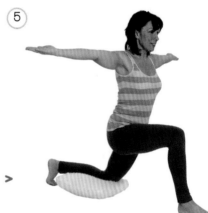

‹ 右脚向前移,使右膝位于右脚正上
方,手臂向前伸直并平行于地面,
双手一直保持合掌。

双手向两侧展开与躯干垂直。›

⑤

⑥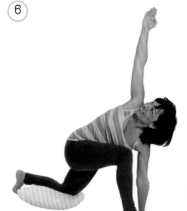

∧ 上身前倾,左手放在右脚旁
边。

⑦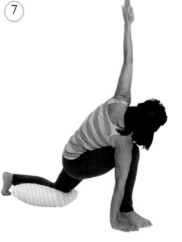

∧ 另一侧手重复同样的动作。

⑧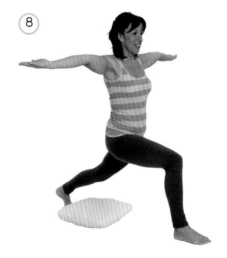

∧ 左膝上抬离开地面,同时手臂
侧举与躯干垂直。

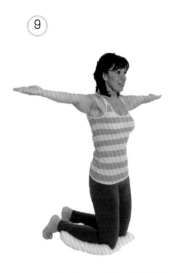

(9) ⋏ 左膝落下，右膝收回并放于左膝旁边，保持手臂姿势不变。

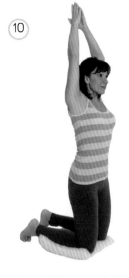

(10) ⋏ 保持跪姿，双手合掌并将手臂向上伸直。

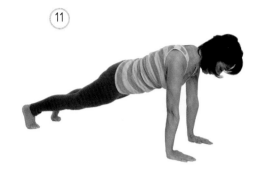

(11) ⋏ 将双手放于身体前方以支撑躯干，身体"挺直如棍"，脚趾弯曲支撑于地面。

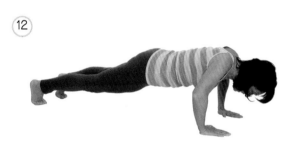

(12) ↗ 双肘弯曲，身体笔直下落。

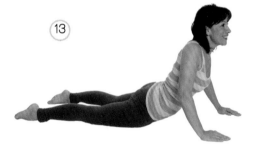

(13) ⋏ 双臂伸直，伸展躯干，同时耻骨落向地面。

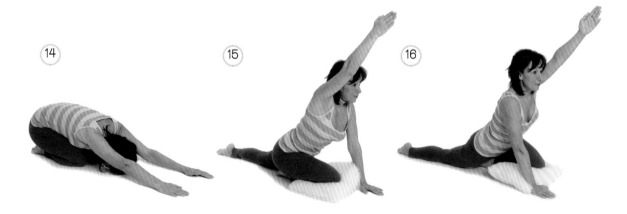

(14) ⋏ 臀部后推至坐在脚跟上，同时伸展背部，双手放在地上。

(15) ⋏ 左腿向后伸展，右臂向前向上伸直，左手手掌贴于地面。

(16) ⋏ 对侧的手和腿重复同样的动作。

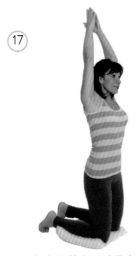

∧ 臀部向上抬起，耻骨向前，保持手掌并拢。

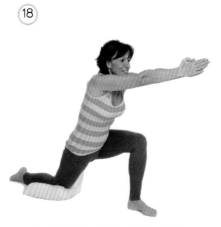

∧ 左脚向前移，使左膝位于左脚正上方，手臂向前伸直并平行于地面，双手一直保持合掌。

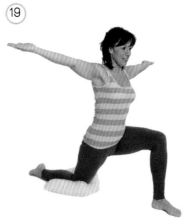

∧ 双手向侧面展开与躯干垂直。

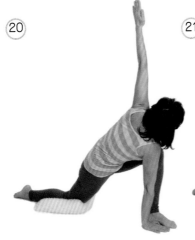

∧ 上身前倾，右手放在左脚旁边。

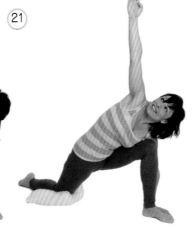

∧ 另一侧手重复同样的动作。

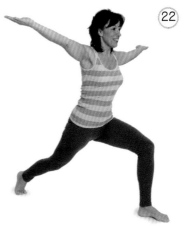

∧ 右膝上抬离开地面，同时手臂侧举与躯干垂直。

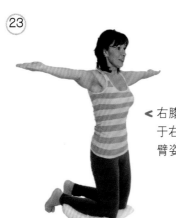

< 右膝落下，左膝收回并放于右膝旁边，同时保持手臂姿势不变。

< 保持跪姿，双手合掌并将手臂向上伸直。

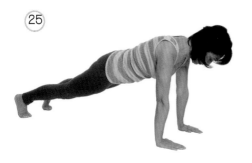

∧ 将双手放于身体前方以支撑躯干，身体"挺直如棍"，脚趾弯曲支撑于地面。

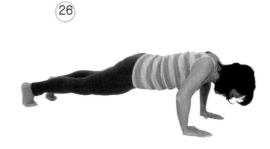

∧ 双肘弯曲身体笔直下落。

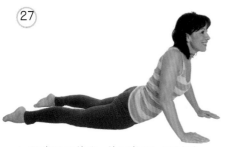

∧ 双臂尽量伸直，伸展躯干，同时耻骨落向地面。

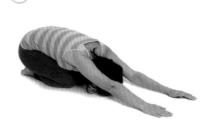

∧ 臀部后推至坐在脚跟上，同时伸展背部，双手放在地上。

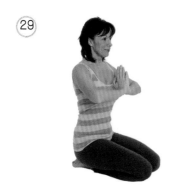

∧ 双手胸前合掌。

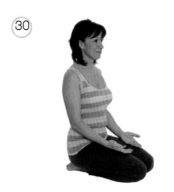

∧ 以起始姿势结束练习，臀部坐于脚跟，背部挺直。

第四式

与拜日式一样，拜月式也有许多动作变化。拜月式的变化丰富多样，以下练习只是众多拜月式变化的基本示例。此处仅通过代表性的示例来展示练习中呼吸与动作的一致性。

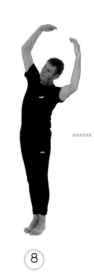

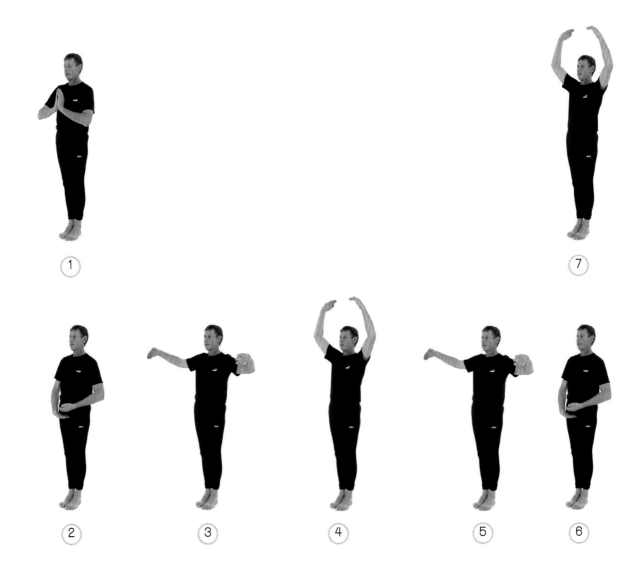

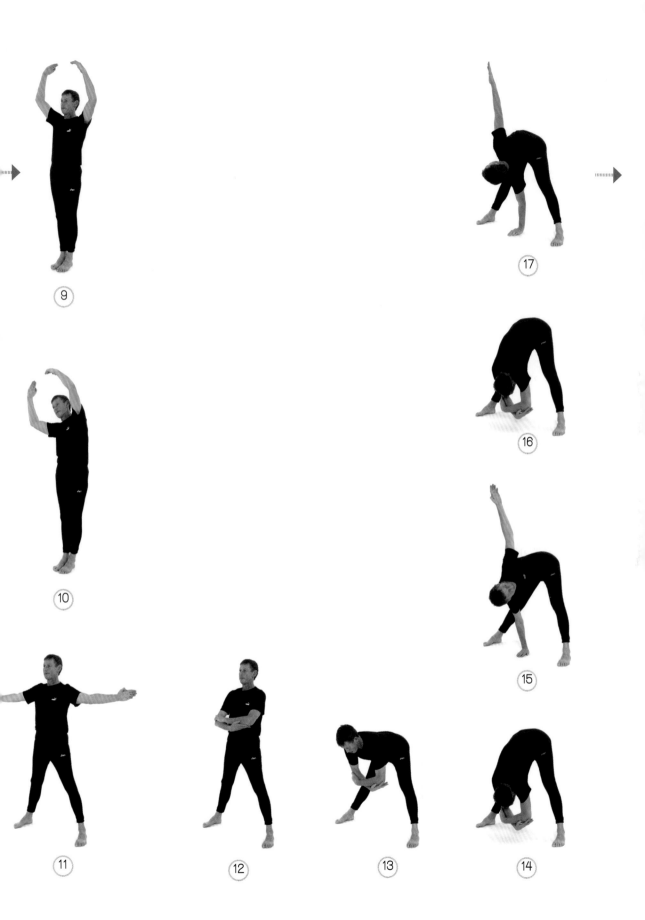

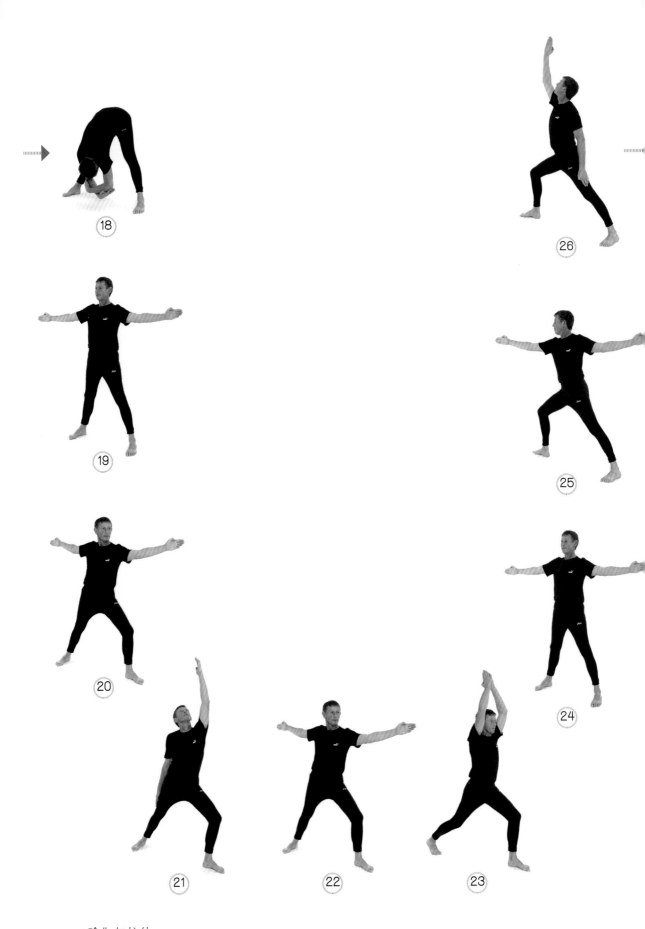

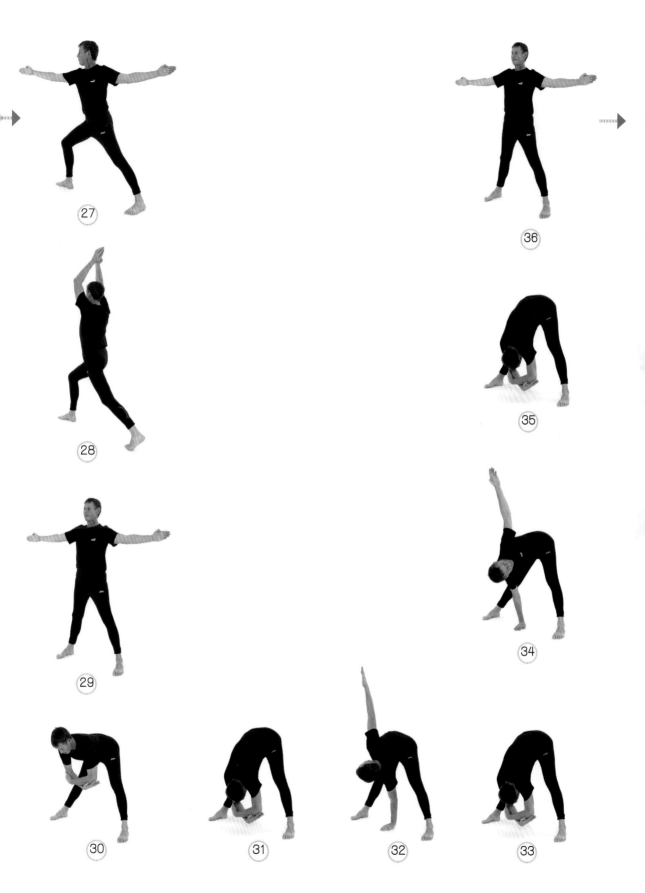

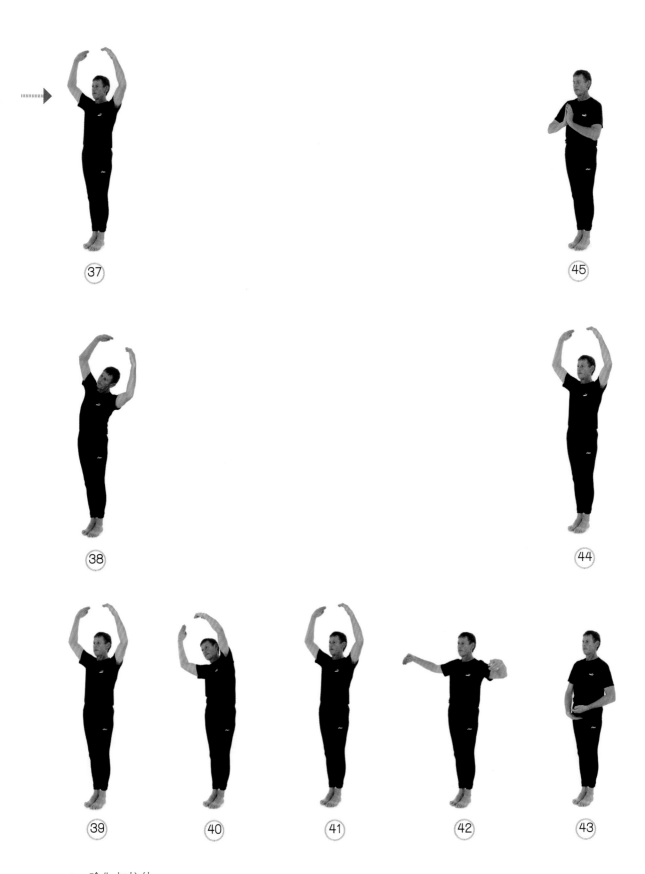

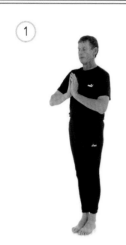

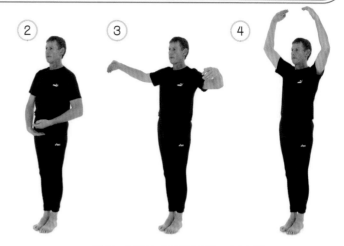

∧ 从站立姿势开始，手掌并拢。

∧⤴ 吸气，双臂向身体两侧从下至上做环绕动作。

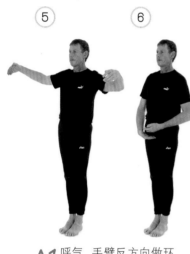

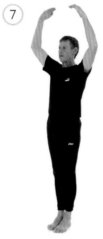

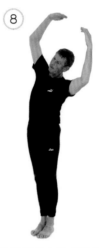

∧⤴ 呼气，手臂反方向做环绕动作。

⤴ 再次吸气，双臂向身体两侧从下至上做幅度更大的绕环动作。

⤴ 手臂保持上举成拱形，呼气的同时上身向左侧屈。

⤴ 吸气，回到姿势⑦。

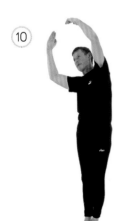

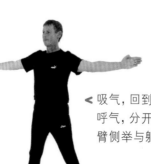

< 呼气的同时上身向右侧屈。

< 吸气，回到姿势⑦；然后呼气，分开双腿，并将双臂侧举与躯干垂直。

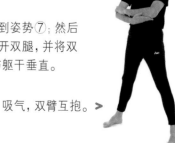

吸气，双臂互抱。 >

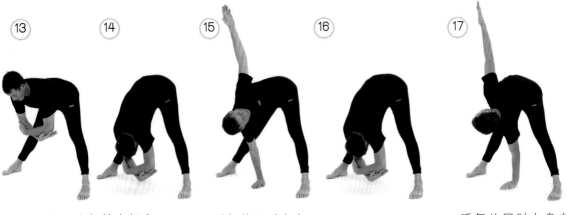

⋀ ⤴ 双脚一直保持大幅度开
立，身体前屈，颈部放松。

⤴ 呼气的同时上身
向左扭转，右臂手
掌向下，左臂向上
伸展。

⋀ 吸气，回到姿势⑭，
双臂互抱，身体前
屈。

⋀ 呼气的同时上身向
右扭转，左臂手掌向
下，右臂向上伸展。

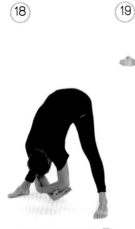

⋀ 吸气，回到姿势⑭。

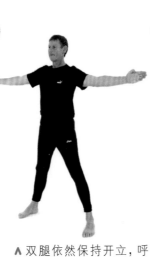

⋀ 双腿依然保持开立，呼
气的同时将手臂侧举并
与躯干垂直。

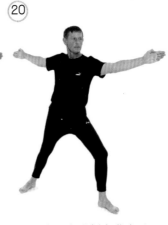

⋀ 吸气，向外侧弯曲左膝。

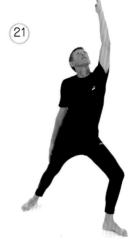

⋀ 左臂向上伸展，右手
贴于右大腿外侧。

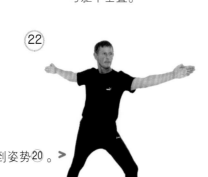

吸气，回到姿势⑳。▷

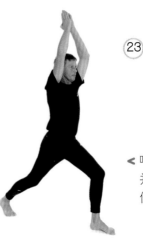

◁ 呼气的同时身体转向左侧
并抬起右脚跟，手臂向上
伸展，躯干伸展。

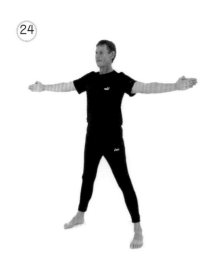

⋀ 吸气，回到双腿开立姿势，双臂侧平举并与躯干垂直。

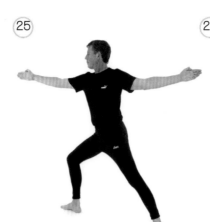

⋀ 向外侧弯曲右膝。

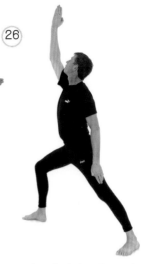

⋀ 呼气，右臂向上伸展，左手贴于左大腿外侧。

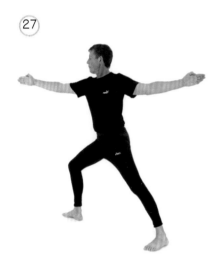

⋀ 吸气，回到姿势㉕。

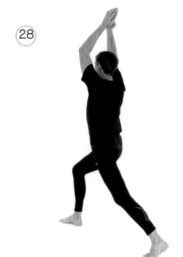

⬈ 呼气的同时身体转向右侧并抬起左脚跟，手臂向上伸展，躯干伸展。

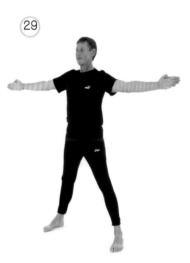

⋀ 吸气，回到双腿开立姿势，双臂侧平举并与躯干垂直。

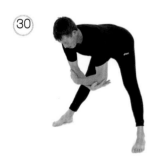

◂ 双腿依然保持大幅度开立，手臂互抱。

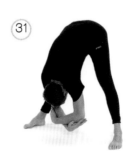

◂ 呼气的同时身体前屈，颈部放松。

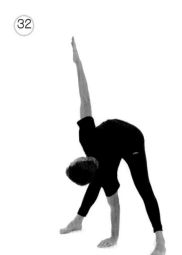

∧ 吸气的同时上身向右扭转，左臂手掌向下，右臂向上伸展。

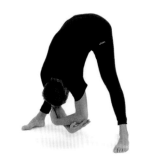

∧ 呼气，回到姿势③，双臂互抱，身体前屈。

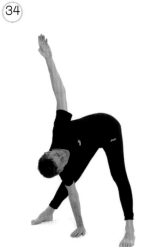

∧ 吸气的同时上身向左扭转，右臂手掌向下，左臂向上伸展。

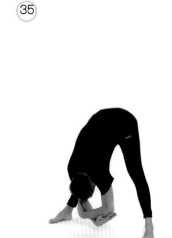

∧ 呼气，回到姿势③。

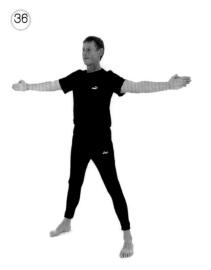

∧ 回到双腿开立姿势，双臂侧平举并与躯干垂直。

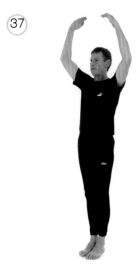

∧ 吸气，双脚并拢，双臂从头部两侧向上伸展。

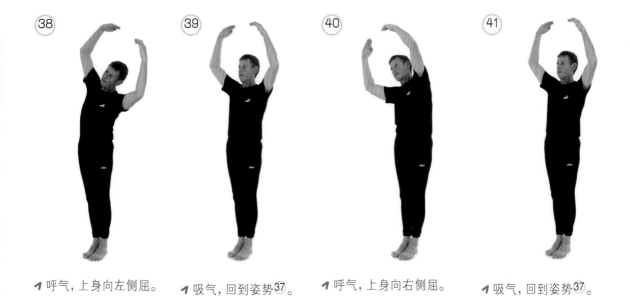

↗ 呼气，上身向左侧屈。

↗ 吸气，回到姿势㊲。

↗ 呼气，上身向右侧屈。

↗ 吸气，回到姿势㊲。

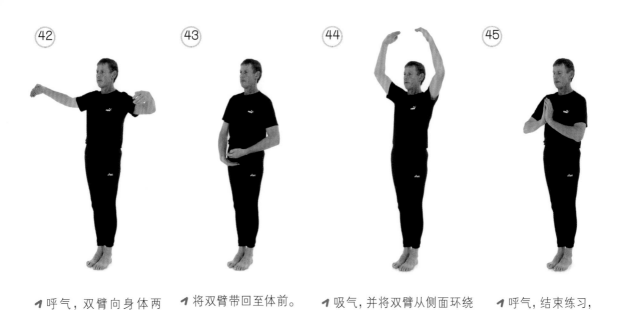

↗ 呼气，双臂向身体两侧从上至下做大幅度的环绕动作。

↗ 将双臂带回至体前。

↗ 吸气，并将双臂从侧面环绕至双臂上举。

↗ 呼气，结束练习，胸前合掌。

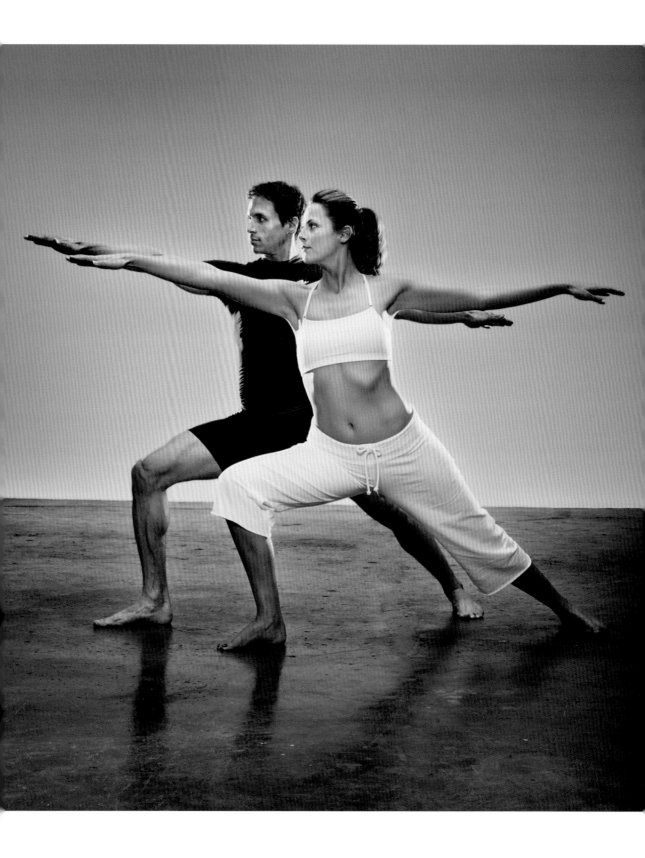

鹰式

　　鹰式呈现给我们的是"埃及"瑜伽,是Yogi Babacar Khane于20世纪70年代创编的。他的研究认为,在古埃及存在一种非常类似印度哈达瑜伽的瑜伽形式。在此之前的几年中,脊柱按摩的创始人André de Sambucy医生也在他编写的瑜伽书中提到埃及浮雕上的人物姿势和瑜伽体式之间有许多相似之处。埃及瑜伽的体式受到古埃及艺术特有的人物姿势的启发:躯干在前面,而头、骨盆和下肢位于侧面(这样的姿势也见于瑜伽半鱼王式或躯干扭转式)。

　　本书所选择的动作是已在实际中探究过和已出版的瑜伽作品范围内的动作。

站姿体式

　　埃及瑜伽很容易入门：无须特殊的着装，对柔韧性也没有特殊的要求，所有练习者都可以轻松地进行练习。埃及瑜伽是一种"保持性"瑜伽。它可以使我们感知身体意识的同时关注审美角度，包含了恰当的身体形态：笔直的躯干和良好的体姿，这些会对我们的身体功能和心灵大有裨益。探索身体的垂直性，是埃及瑜伽主要关注的方面，有助于使我们维持和加强背部肌肉，使我们的骨盆处于正确的位置，并使颈部和头部处于躯干的中轴线上。这种"最美"的姿态会对自信心和人际关系产生积极的影响。练习鹰式除了可以获得所有套路练习所带来的共同益处，还可以保持和提高身体的平衡和协调能力。同时，有助于使呼吸与四肢及躯干的运动协调一致。

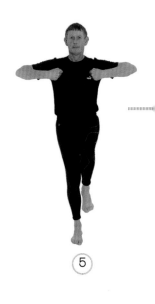

⑤

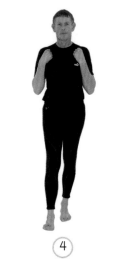

④

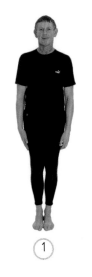

①

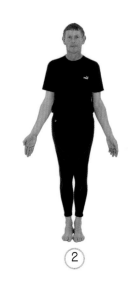

②

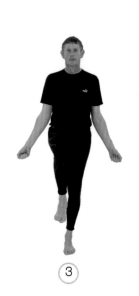

③

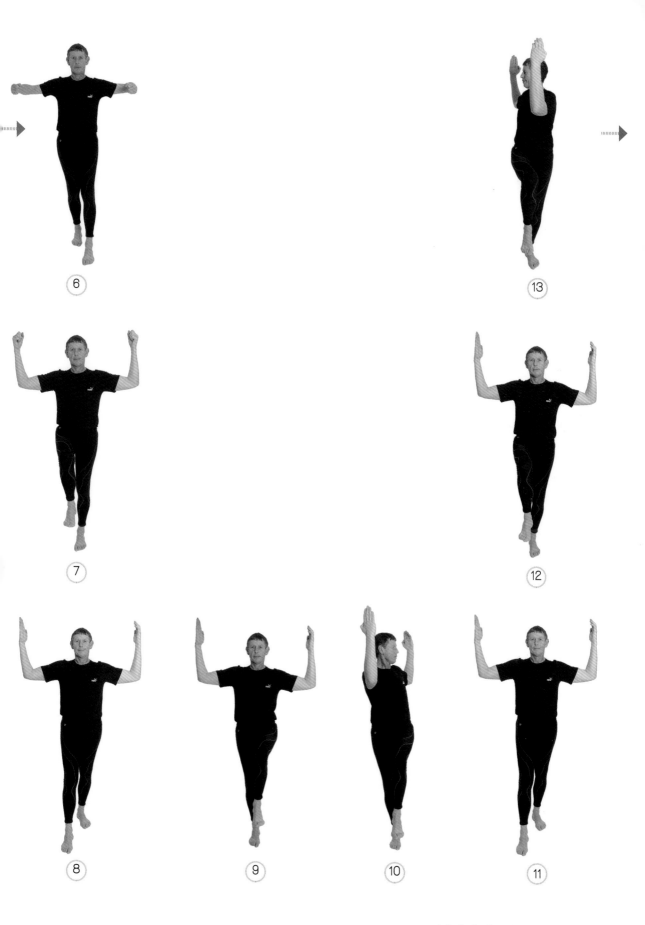

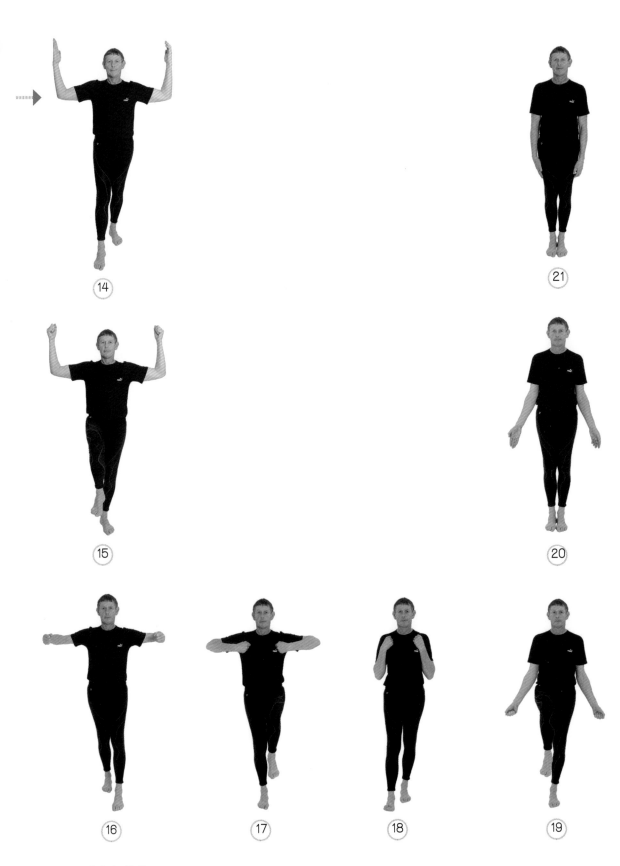

①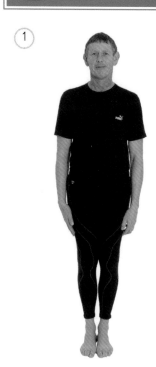

从站姿开始，双脚并拢，手臂沿躯干伸展，颈部向上延伸。保持站立姿势的同时保持放松，睁开或闭上双眼，获取身体的自我意识和呼吸意识。这可以在套路练习的一开始就让我们全身放松。双脚牢牢地踩在地面上，头顶上推。脊柱竖立，双臂和手掌稍稍绷紧，以提高注意力。身体和精神处于轻微的紧张状态，以便为充分的意识练习做好准备。

②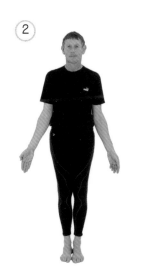

③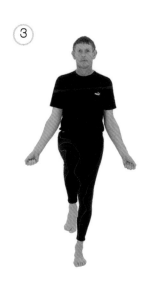

④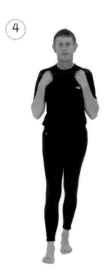

⑤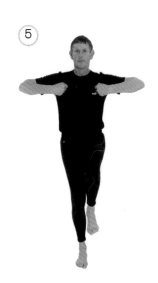

∧ 打开双臂和双手，掌心向前。

∧ 吸气，握紧拳头，同时右膝屈曲向上。

∧ 呼气，拳头向肩膀收回并将右脚放在地上，犹如走路过重一般。 在整个套路练习中，背部保持挺直，颈部向上延伸，目光平视向前。

∧ 吸气，双肘向外展开，同时左膝屈曲上抬。

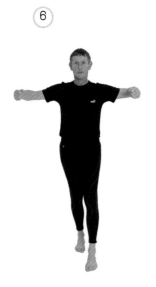

⋀ 呼气，前臂向外展开并与地面平行。保持握紧拳头。左脚向前移动。

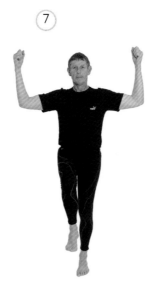

⋀ 吸气，弯曲右膝并上举前臂呈烛台状：上臂平行于地面，前臂与上臂垂直。保持握紧拳头。

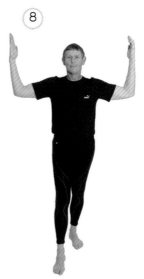

⋀ 呼气，右脚放于身体前方，同时张开双手，保持手臂呈烛台状。

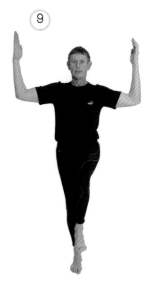

⋀ 吸气，弯曲左膝并上抬（使其处于行走时的中轴线上）。

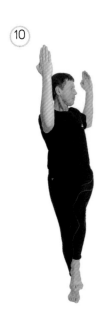

⋀ 在保持手臂呈烛台状的同时，将上身向左扭转。

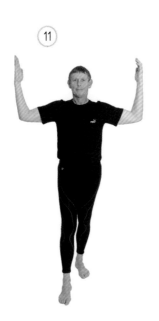

⋀ 呼气，右脚放于身体前方。

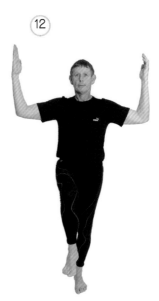

⋀ 吸气，弯曲右膝并上抬（使其处于行走时的中轴线上）。

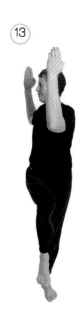

⋀ 在保持手臂呈烛台状的同时，将上身向右扭转。

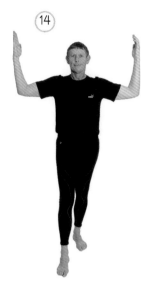

∧ 呼气，右脚放于身体前方。

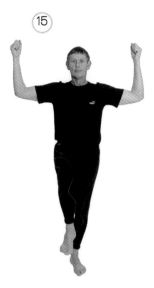

∧ 吸气，弯曲右膝并上抬，握紧拳头。

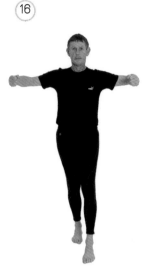

∧ 呼气，左腿放于身体前方，同时前臂向下收回至与地面平行。保持拳头握紧。

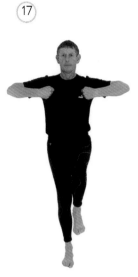

∧ 吸气，双肘向内弯曲，将拳头收回至胸前，同时弯曲左膝并上抬。

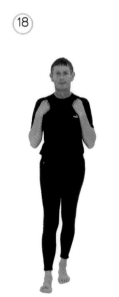

∧ 呼气，双肘放下至身体两侧，保持拳头握紧，右脚放于身体前方。

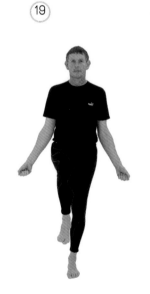

∧ 吸气，弯曲右膝并上抬，同时伸展双肘向前。

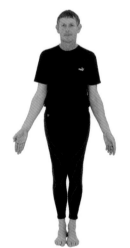

∧ 呼气，张开双手，双臂略微离开躯干。

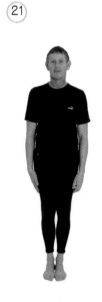

∧ 回到起始姿势，并体会动作完成后所产生的效果。

坐姿体式

　　坐姿体式特别推荐给那些较少活动的人，行动不便的老人以及久坐的人。此套路练习不需要任何工具，在法国，此套路已被许多公司和学校用作工间和课间的放松练习。鹰式有时也用于脊柱和整个肌肉骨骼系统的康复。如果您愿意，您也可以闭着眼睛练习，以进入冥想的状态。

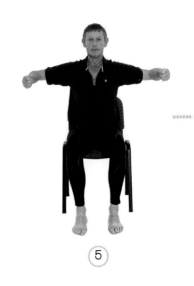

⑤

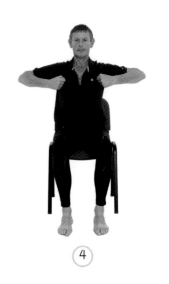

④

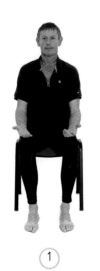

①

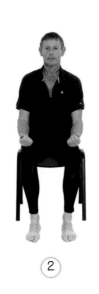

②

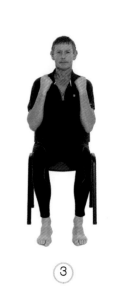

③

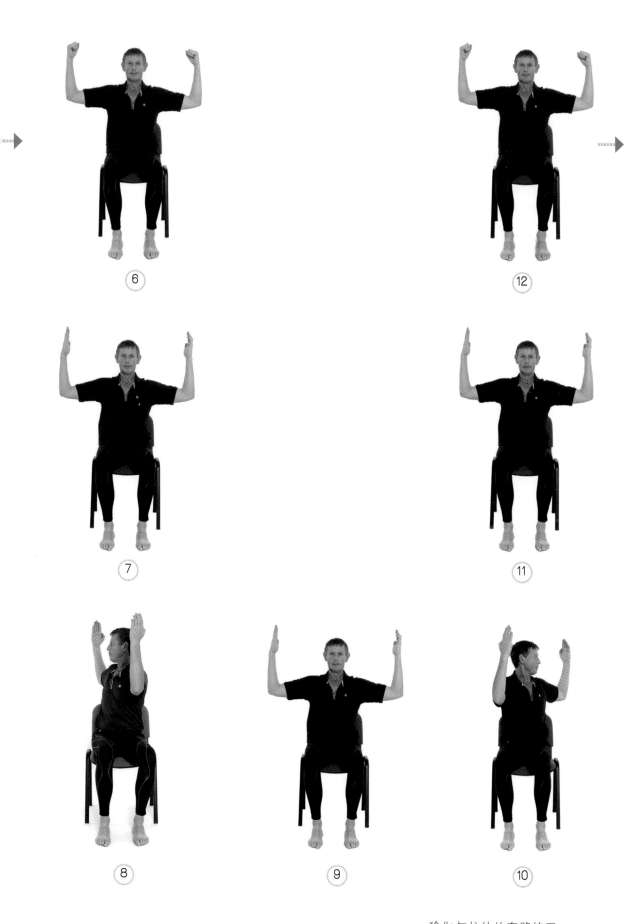

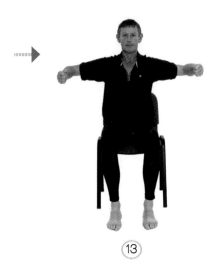

(13)

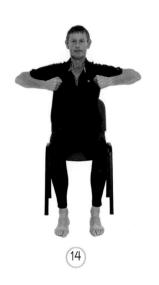

(14)

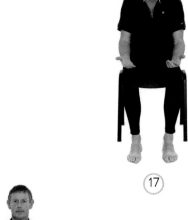

(17)

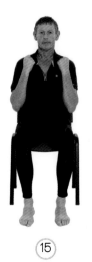

(15)

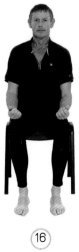

(16)

1

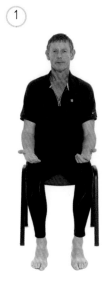

∧ 坐立，双手放于大腿上，掌心朝上，让自己处于精神集中的状态。

2

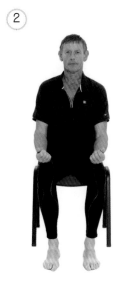

∧ 吸气，握紧拳头。

3

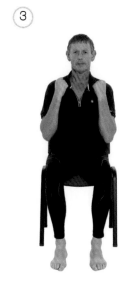

∧ 呼气，屈肘将拳头拉至肩膀处。

4

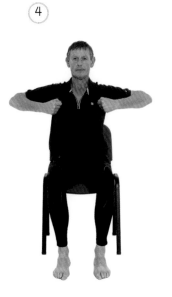

∧ 吸气，双肘侧举至肩膀高度。

5

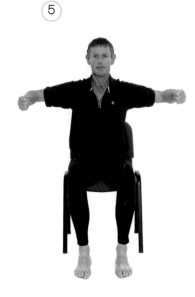

∧ 呼气，展开前臂与上臂垂直，并使手臂平行于地面。

6

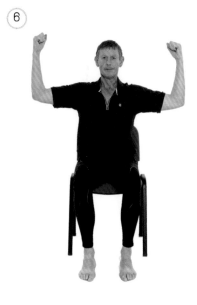

∧ 吸气，前臂向上举起，垂直于地面，双臂呈烛台状。

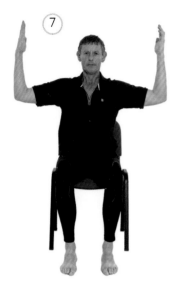

∧ 呼气，双手手掌展开。

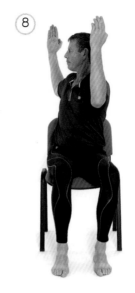

∧ 吸气，保持上身烛台姿势不变，
上身向右扭转。

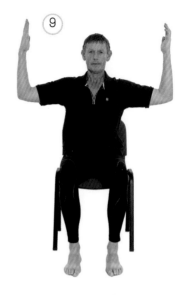

∧ 呼气，回到姿势⑦。

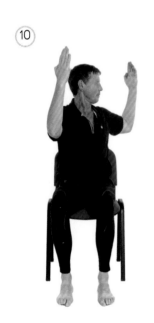

∧ 吸气，保持上身烛台姿势不变并
将上身向左扭转。

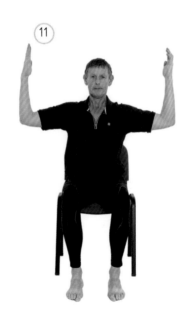

∧ 呼气，回到姿势⑦。

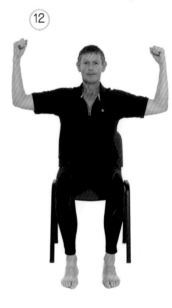

∧ 吸气，握紧拳头。

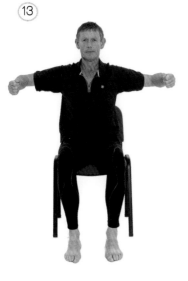

∧ 呼气，前臂向前放下至与胸部
水平，并与地面平行。

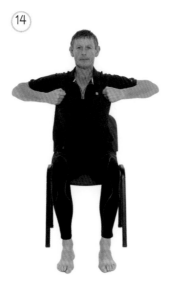

∧ 吸气，双拳收至胸前。

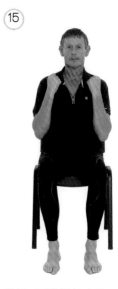

∧ 呼气，双拳保持在胸
前，放下双肘。

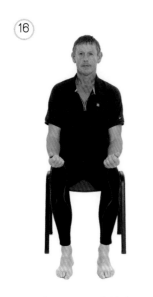

∧ 吸气，双手手背放在双膝上，
握紧拳头。

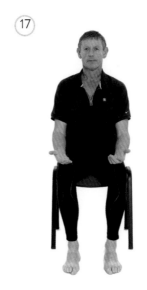

∧ 呼气，张开双手。 回到起始姿
势。

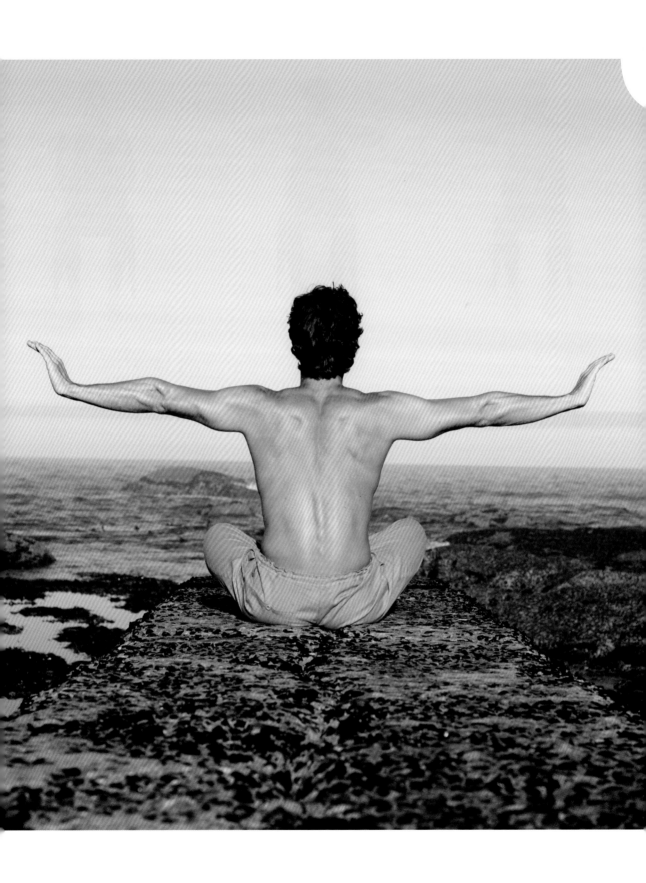

唤醒脊柱

接下来的这组套路练习有助于脊柱变得柔软、灵活。灵活的身体可防止提前衰老。在功能性机制中，脊柱有四种主要的运动：屈曲、伸展、侧屈和轴向旋转（或扭转）。这些运动都可以在本书中找到相关的动作进行练习。按压（可在头部的姿势中找到）和环绕（包含于躯干的圆周运动中）动作也可以锻炼脊柱。通过练习这些套路，您可在日常生活中不吃力地完成高处取物品、系鞋带等诸如此类的动作，并且可以消除背部疼痛。

站姿体式

脊柱是一种真正需要维护的"生命之树"。在解剖学层面，它有两个重要作用：支撑背部及保护脊髓。站姿体式的唤醒脊柱练习可促使脊柱在安全无强迫的情况下实现所有可能方向上的运动，并始终协调呼吸和动作。

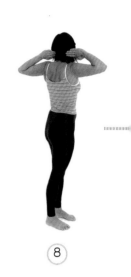

⑧

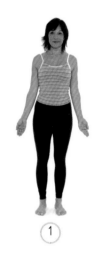

①

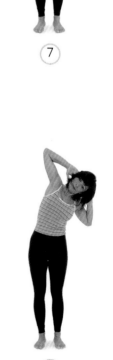

⑦

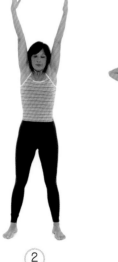

②

③

④

⑤

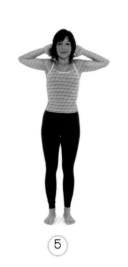

⑥

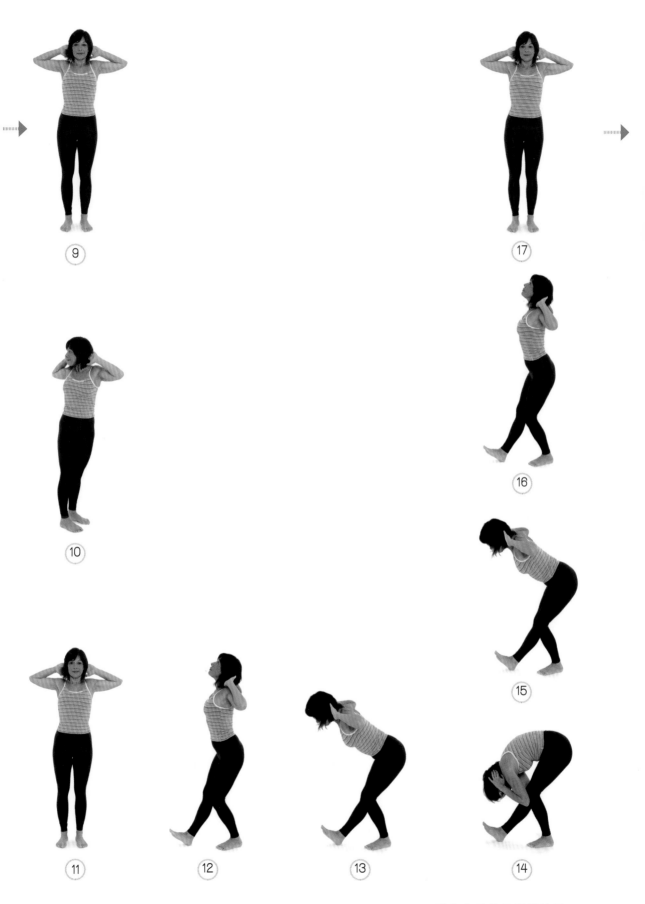

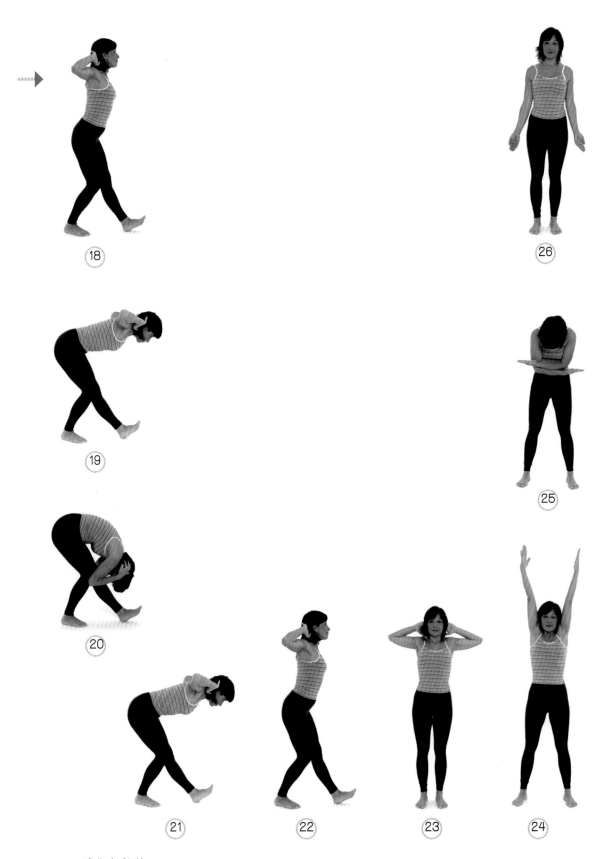

①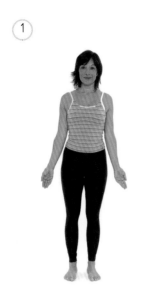

∧ 双腿开立与髋同宽，双脚平行。骨盆处于中立位置，头顶上推。肩膀放松、自然下沉，双臂略微外展，手掌展开，掌心向前。

②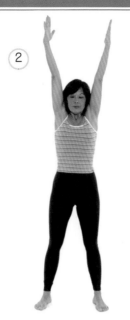

∧ 吸气，双臂从侧面向上打开至手臂上举。双臂伸展贴于耳朵两侧，指尖朝上。

③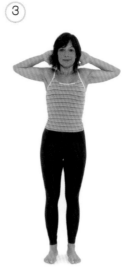

∧ 双手放于颈后，双肘向后牵拉。在促进和诱发脊柱感知的练习中也会见到这个动作。

④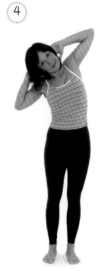

∧ 呼气，上身向右侧屈，左肘向左上方推拉以更好地打开左侧胸腔。

⑤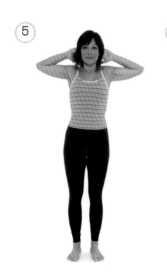

∧ 吸气，回到双手放于颈后的姿势，背部挺直，头顶上推。

⑥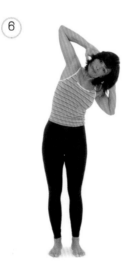

∧ 呼气，上身向左侧屈，右肘向右上方推拉以更好地打开右侧胸腔。

⑦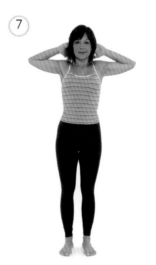

∧ 吸气，回到双手放于颈后的姿势，背部挺直，头顶上推。

⑧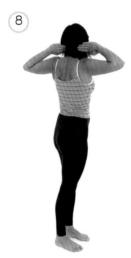

∧ 呼气，上身向左扭转。

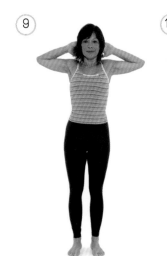

⑨

∧ 吸气，回到双手放于颈后的姿势，背部挺直，头顶上推。

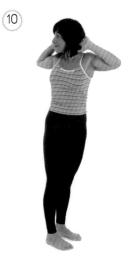

⑩

∧ 呼气，上身向右扭转。

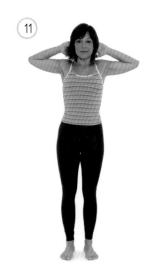

⑪

∧ 吸气，回到双手放于颈后的姿势，背部挺直，头顶上推。

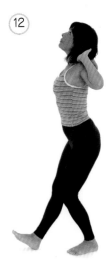

⑫

∧ 在保持继续吸气（或在可能的情况下屏住呼吸保持肺部充满）的同时，伸展脊柱：身体转向右侧，左膝弯曲，右腿伸直，右脚背屈（勾脚尖），胸部朝向前上方推。

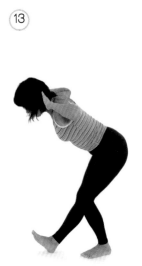

⑬

∧ 呼气，上身前屈，同时保持双肘抬高。

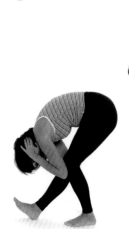

⑭

∧ 在呼气结束时，将双肘向右膝方向收回并相互靠拢。同时弯曲颈部，前额朝向右膝。

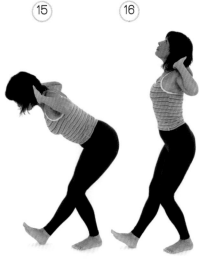

⑮ ⑯

∧↗ 吸气，回到姿势⑬和⑫。

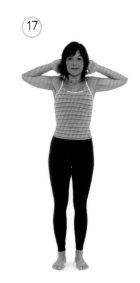

⑰

↗ 回到双手放于颈后的姿势，背部挺直，头顶上推。

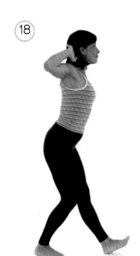

⑱

∧ 保持继续吸气（或在可能的情况下屏住呼吸保持肺部充满）的同时，伸展脊柱：身体转向左侧，右膝弯曲，左腿伸直，左脚背屈（勾脚尖），胸部朝向前上方推。

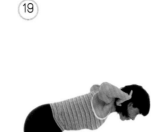

⑲

∧ 呼气，上身前屈，同时保持双肘抬高。

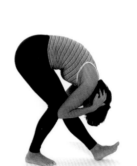

⑳

∧ 在呼气结束时，将双肘向左膝方向收回并相互靠拢。同时弯曲颈部，前额朝向左膝。

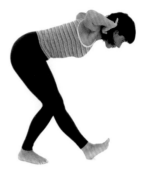

㉑

∧ 吸气，回到姿势⑲。

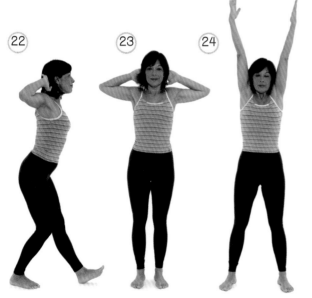

㉒ ㉓ ㉔

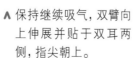

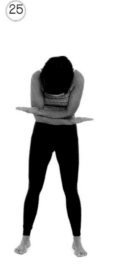

㉕

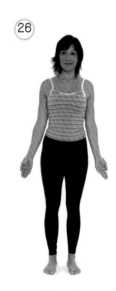

㉖

∧✔ 回到双手放于颈后的姿势，背部挺直，头顶上推。

∧ 保持继续吸气，双臂向上伸展并贴于双耳两侧，指尖朝上。

∧ 用强烈的呼气来结束练习，颈部弯曲，下巴收回，收紧腹部，并交叉双臂以按压胸腔。

∧ 回到起始姿势并体会动作完成后所产生的效果。

坐姿体式

坐姿体式特别适合那些较少活动的人、行动不便的老人以及因职业原因而久坐的人。练习此体式有助于保持背部肌肉的张力，通过呼吸时的注意力练习可提高专注力。

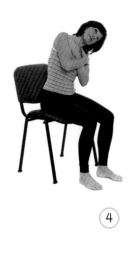

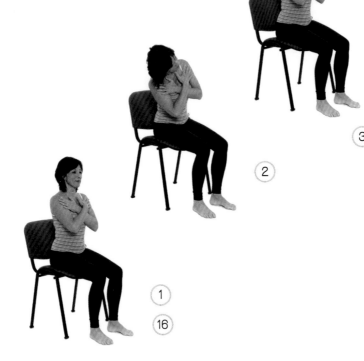

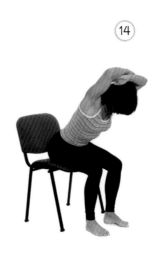

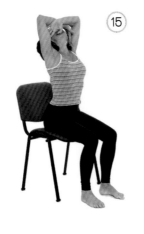

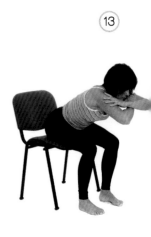

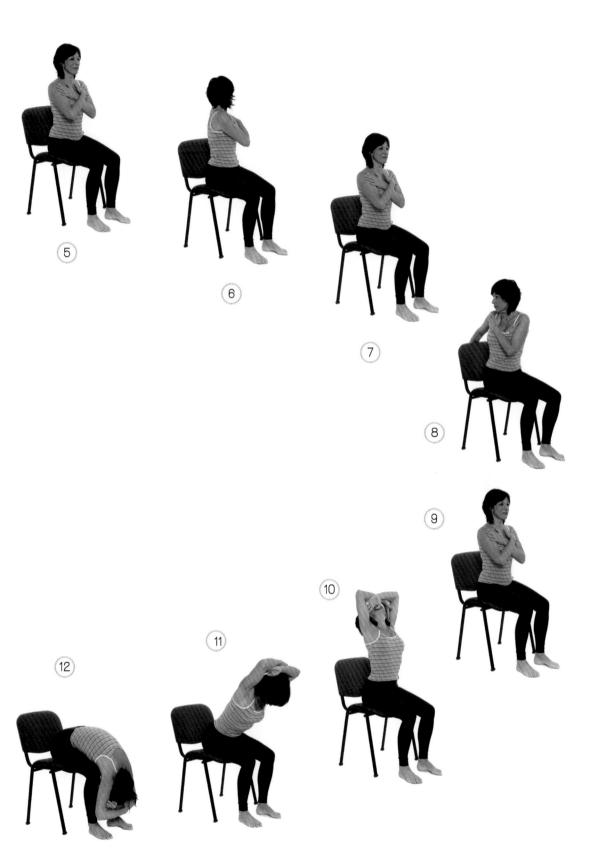

①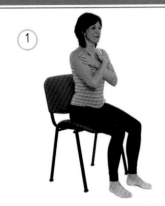

∧ 从坐姿动作开始，双脚打开与髋同宽并保持平行。骨盆保持在中立位，头顶上推。双肩放松下沉，双臂胸前交叉（此方法适合在狭小的空间练习，可以避免练习时手臂妨碍动作的进行）。吸气。

②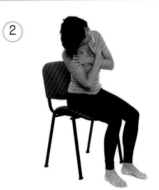

∧ 呼气，上身向右侧屈。

③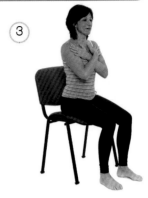

∧ 吸气，回到起始姿势。

④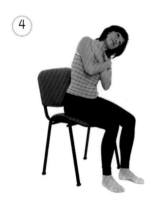

∧ 呼气，上身向左侧屈。

⑤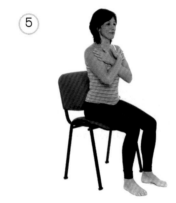

∧ 吸气，回到起始姿势。

⑥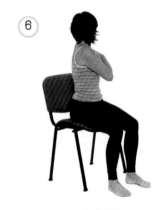

∧ 呼气，上身向左扭转。

⑦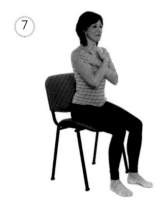

∧ 吸气，回到起始姿势。

⑧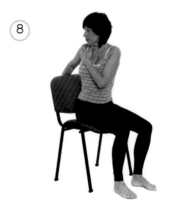

∧ 呼气，上身向右扭转。

⑨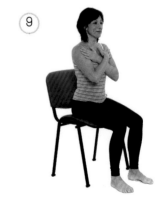

∧ 吸气，回到起始姿势。

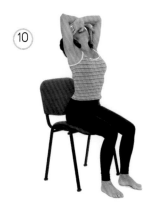

∧ 继续吸气（或在可能的情况下屏
住呼吸保持肺部充满）的同时，
伸展脊柱，然后胸部和肘部朝前
上方推。

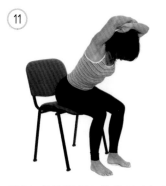

∧ 呼气，保持肘部上抬的同时上身
前屈。

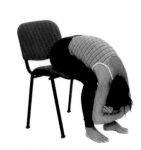

∧ 在呼气结束时，放松肩膀，
同时弯曲颈部，并使前额朝
向膝盖。

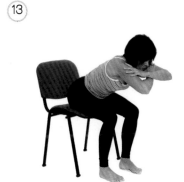

∧↗ 吸气，回到姿势⑩和⑪。

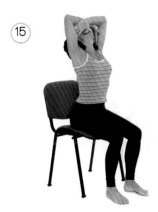

∧ 继续吸气（或在可能的情况
下屏住呼吸保持肺部充满）
的同时，伸展脊柱，然后胸部
和肘部朝前上方推。

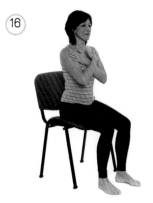

∧ 回到起始姿势并体会动作完成后所
产生的效果。

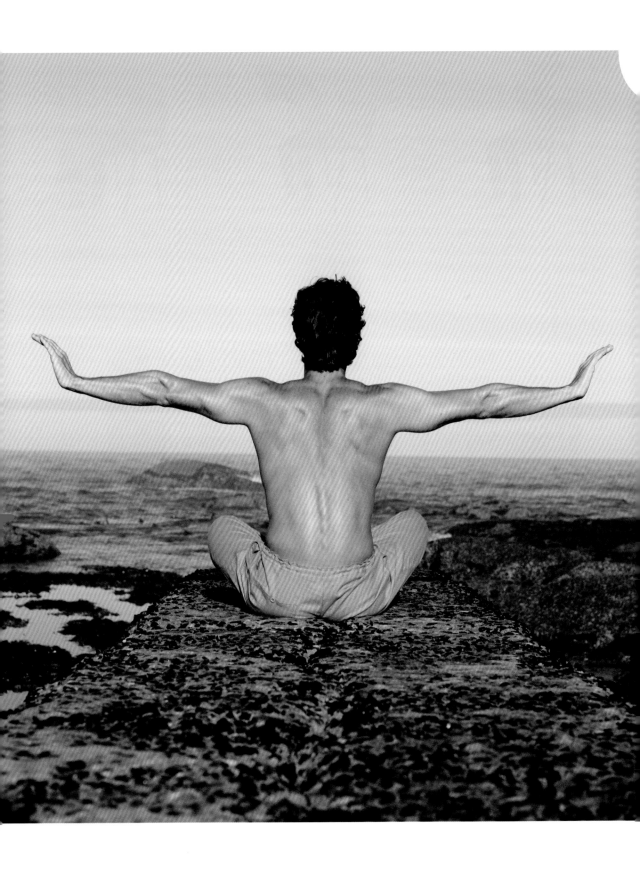

能量与呼吸的套路练习

我们都熟知正确呼吸的益处。调息即调整呼吸。调息法对心灵有非常强大的影响，练习者只有在正确的练习姿势、基本的呼吸和健康的生活方式下才能练习它。练习调息法也有助于集中注意力。

反桌式

反桌式相对较简单，此套路实际上只有两个难点，建议循序渐进地练习。第一个难点是不同阶段的动作和呼吸的配合。第二个难点是腘绳肌（使髋关节伸展和膝关节屈曲的大腿后部肌群）的问题——腘绳肌有逐渐缩短，并因其构造（结缔组织含量高）而变僵硬的趋势，这可能与腘绳肌的解剖结构、我们的生活习惯等有关。

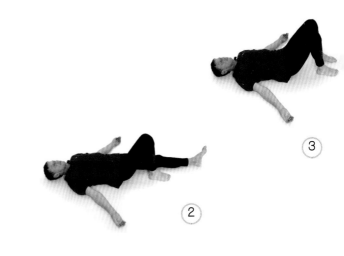

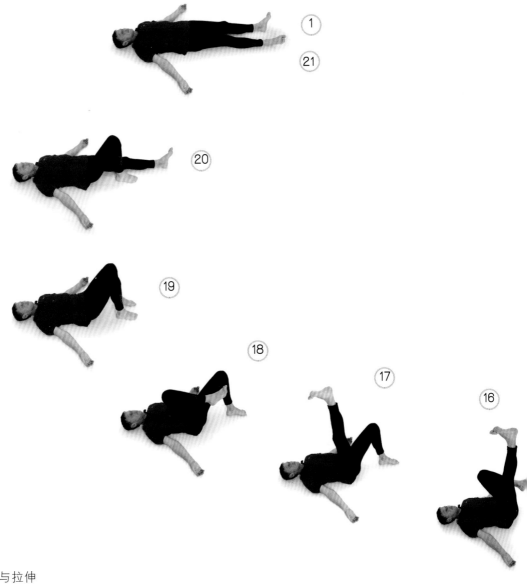

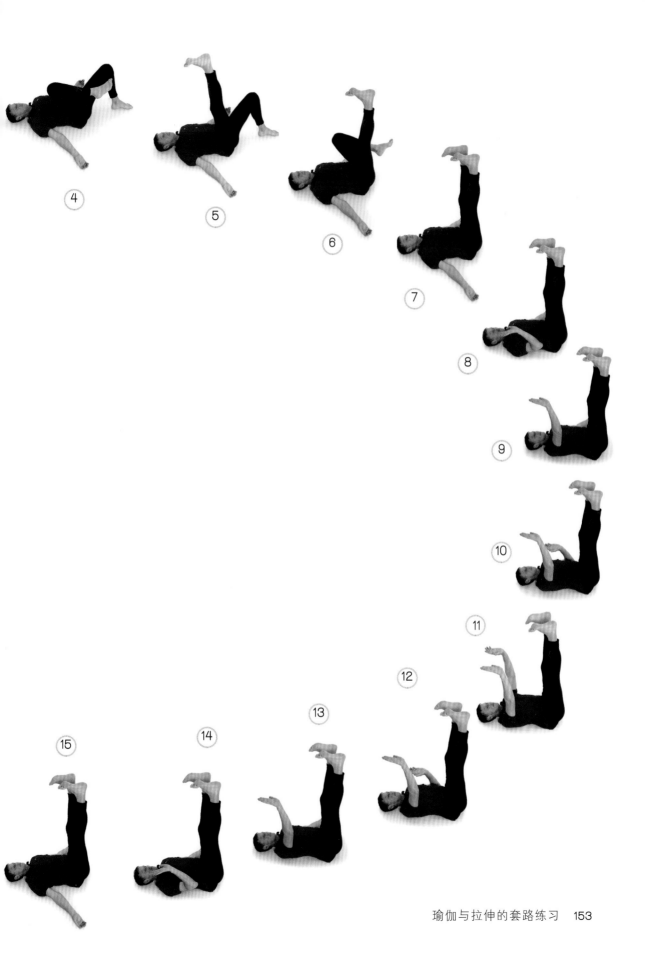

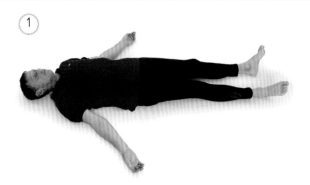

⋀ 身体仰卧并保持放松。

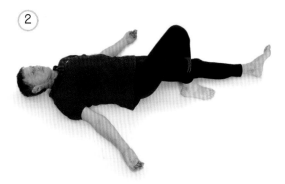

⋀ 吸气,骨盆倾斜动作开始后弯曲右膝。

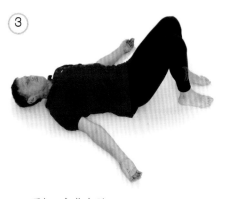

⋀ 呼气,弯曲左膝。

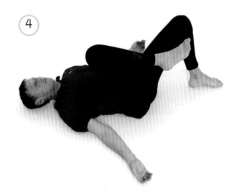

⋀ 吸气,弯曲右髋。

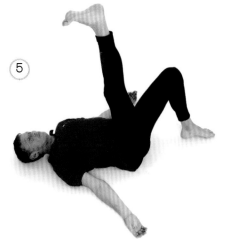

⋀ 呼气,伸直右腿并将脚跟向上推,脚趾
　张开。

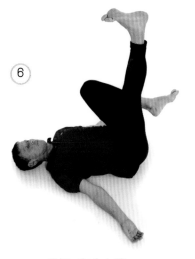

⋀ 吸气,弯曲左髋。

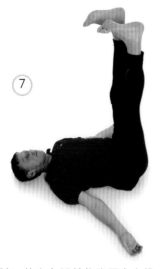

⋀ 呼气,伸直左腿并将脚跟向上推,脚趾张
　 开。

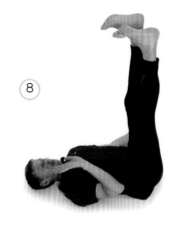

⋀ 吸气,弯曲右肘。

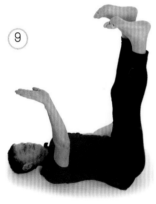

⋀ 呼气,向上伸直右臂,同时将右掌向上
　 推,手指张开。

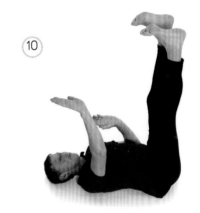

⋀ 吸气,弯曲左肘。

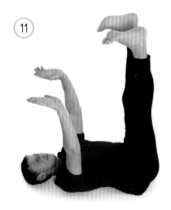

⋀ 呼气,向上伸直左臂,同时将左掌向上
　 推,手指张开。

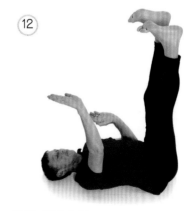

⋀ 吸气,弯曲左肘。

瑜伽与拉伸的套路练习　155

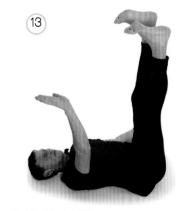

∧ 呼气，放下左臂。

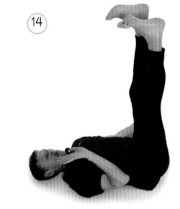

∧ 吸气，弯曲右肘。

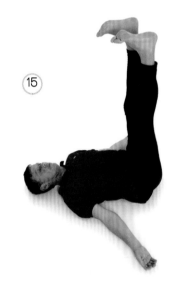

∧ 呼气，放下右臂。

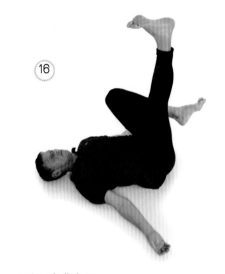

∧ 吸气，弯曲左腿。

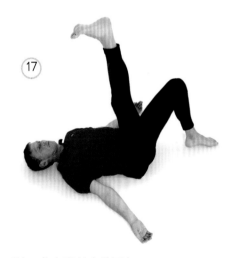

∧ 呼气，将左脚放在地面上。

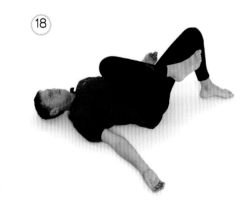

∧ 吸气，弯曲右腿。

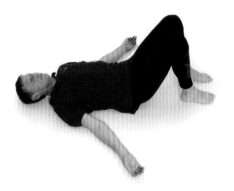

∧ 呼气，将右脚放在地面上。

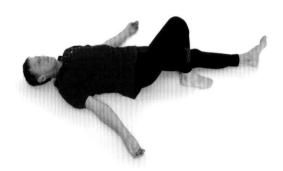

∧ 吸气，伸直左腿。

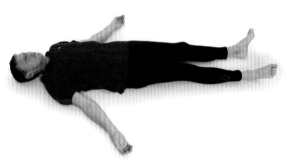

∧ 呼气，伸直右腿。回到起始的放松姿势。体会动
　作完成后所产生的效果。

骑马式

　　骑马式类似武术的"马步"和空手道的"kiba dashi"姿势。跟所有其他的套路练习一样，骑马式有助于提高呼吸意识，集中注意力和改善身体的空间意识；此外，骑马式还可以增强下肢肌肉，特别是大腿肌肉的力量。加强下肢肌肉力量有助于维持身体平衡，改善协调能力和运动控制能力（特别是可以预防老年人跌倒）。

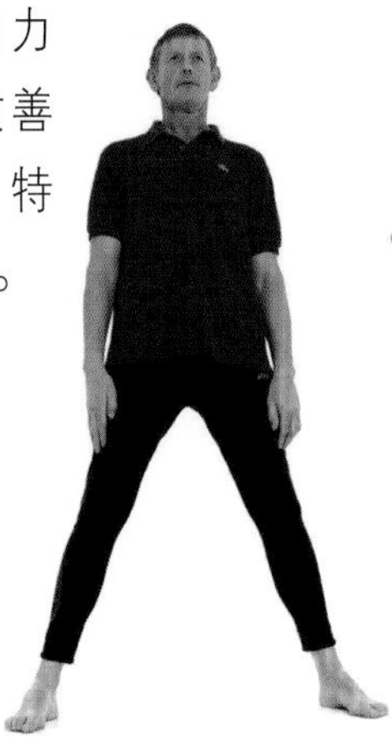

③

②

①

⑭

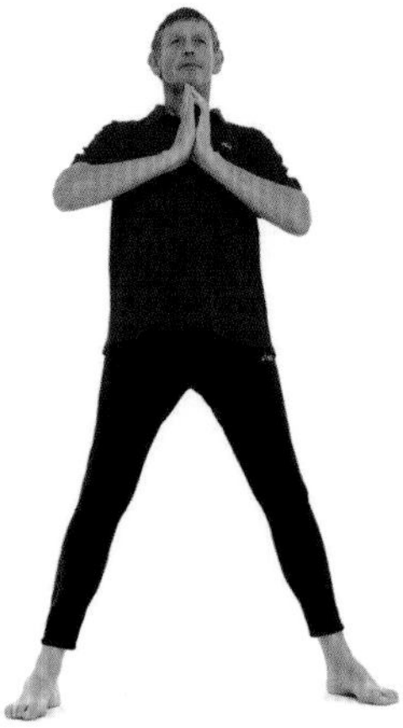

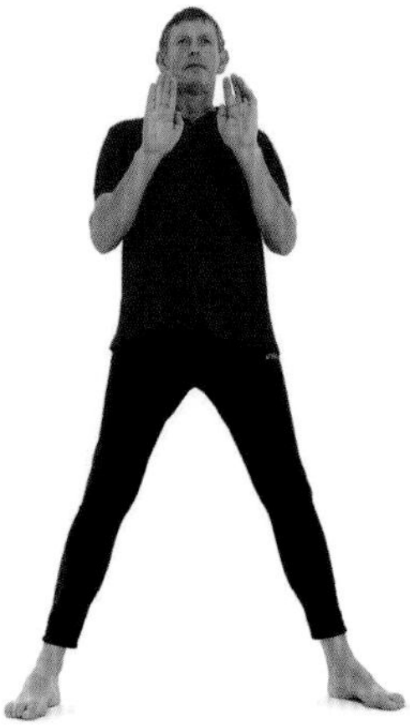

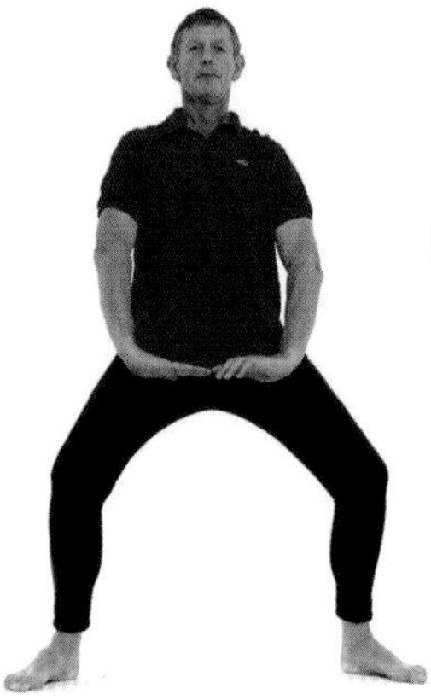

⑬

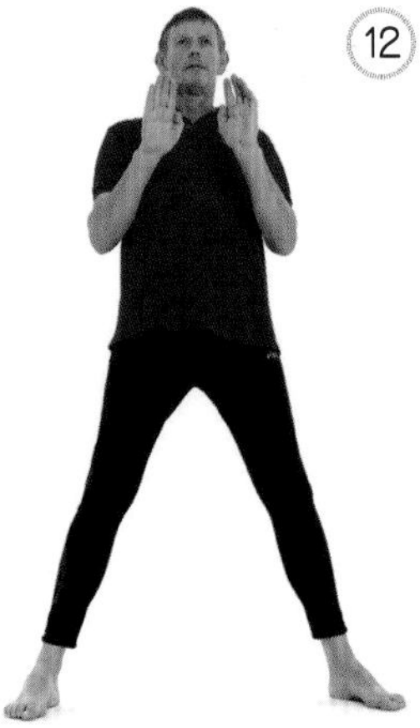

⑫

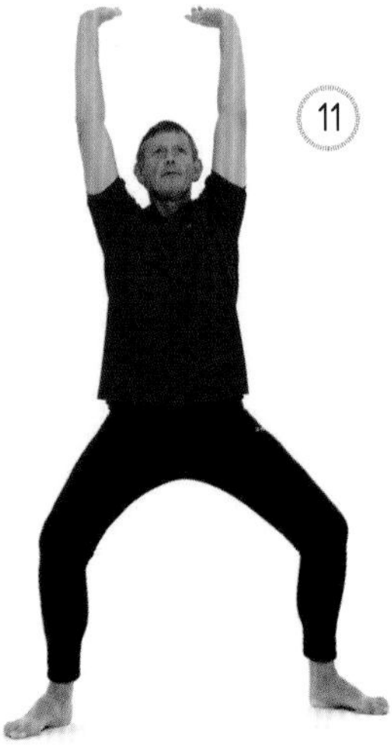

⑪

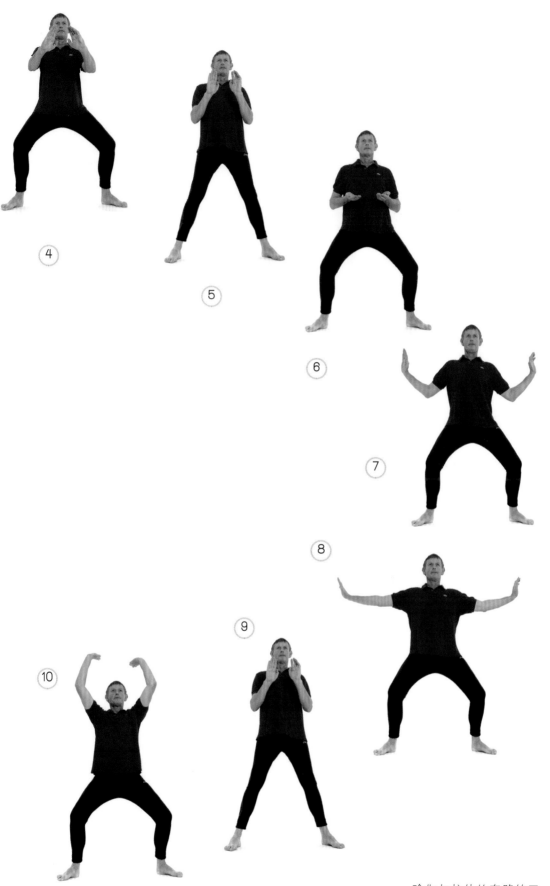

动作的逐步衔接

1

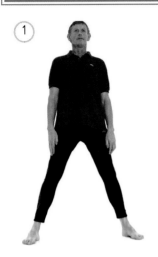

∧ 双腿大幅度分开，肩膀和手臂放松，放于身体两侧。

2

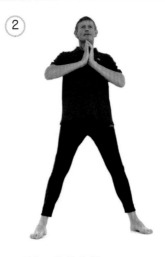

∧ 吸气，胸前合掌。

3

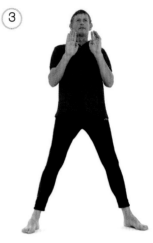

∧ 保持肺部充满，同时弯曲双肘，将双手收至肩膀处。

4

呼气，弯曲双膝，同时双手手掌向前推，双肘略微弯曲。 >

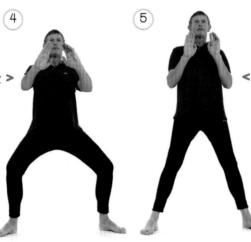

5

< 吸气，回到双肘弯曲、双手收至肩膀处、双腿伸直的姿势。

6

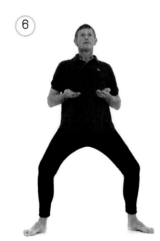

< 继续吸气，双肘后拉，掌心朝上，双膝弯曲。

7

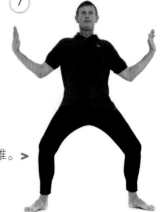

呼气，双手手掌向身体两侧推。 >

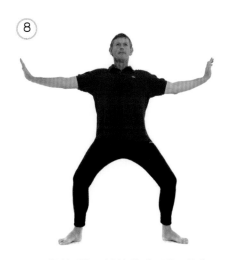

⑧ ∧ 保持呼气,继续推动手掌,就像套路练习中所有其他推动动作一样,缓慢,绵长而深沉。

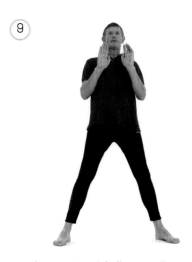

⑨ ∧ 吸气,回到双肘弯曲、双手收至肩膀处、双腿伸直的姿势。

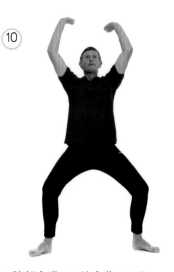

⑩ ∧ 肺部充满,双膝弯曲,双手上举,掌心向上。

呼气,继续上推手臂直至手 **>** 臂伸直。

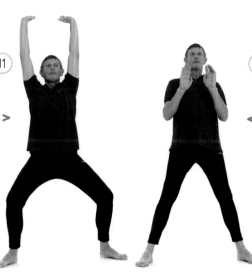

⑪

⑫ **<** 吸气,回到双肘弯曲、双手收至肩膀处、双腿伸直的姿势。

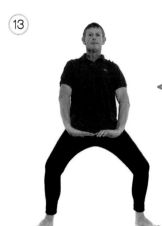

⑬

< 呼气,弯曲双膝,手掌向下按。

吸气,然后呼气,回到起始姿势。**>**

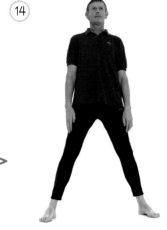

⑭

宇宙呼吸法

此呼吸套路有两个目的：

◉ 感知瑜伽"完全呼吸法"对身心的作用，此法有机连接了呼吸的"三部曲"——腹式呼吸、胸式呼气和锁骨呼吸，是缓慢和流畅的完整呼吸。

◉ 沉浸在称为"冥想"的注意力高度集中的状态。

从清晨到夜晚，我们的五种感官无时无刻不在接受外界传递的信息。我们的思想被过去（记忆）或未来（计划）所占据。东方文化意义上的"冥想"是指为此刻而生的艺术——此地和此刻，并在真实中汲取自我意识。它是一种心灵的修炼，是一条通向宁静的蹊径；它是可以让我们摆脱日常烦恼的特殊时刻，让我们获得对流逝的岁月和仍在继续的生活更深层次的认知。

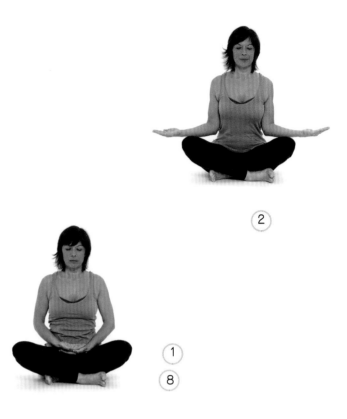

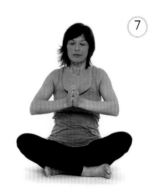

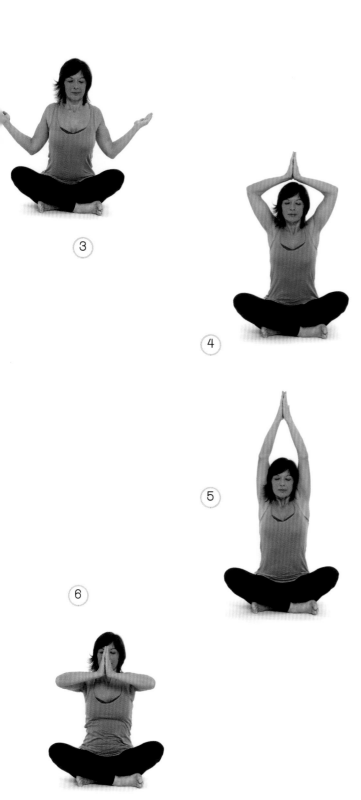

①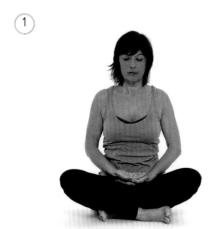

∧ 盘腿而坐（或跪坐——臀部坐在脚跟，或坐在椅子上），双手叠放于肚脐下方，掌心朝上，脊柱充分伸展，头顶上推。

②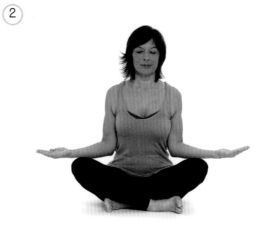

∧ 吸气，将气体吸入腹部，并将膈肌向下推动（腹式呼吸），犹如汲取双掌空隙间的气体。然后继续吸气至胸腔（胸式呼吸），同时将前臂向外打开，双肘靠近躯干。

③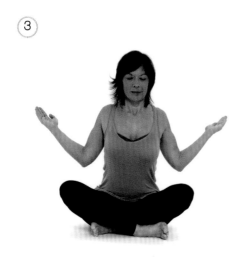

∧ 继续吸气，双臂向上抬起，同时双肘向后牵拉。

④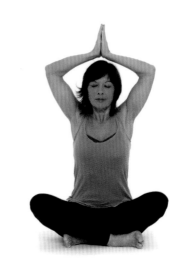

∧ 双手在头顶上方合掌。

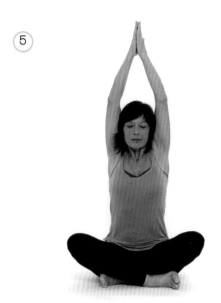

⌃ 以胸腔上部的吸气（锁骨呼吸）结束，双臂上举
并贴近双耳，双手合掌。

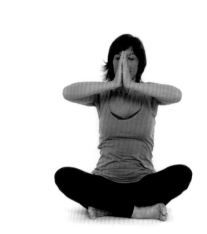

⌃ 开始呼气，保持合掌，手臂从脸前方朝向锁骨方
向放下。

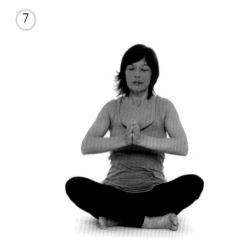

⌃ 继续呼气，将手掌朝向肚脐方向收回，同时头顶
上推。

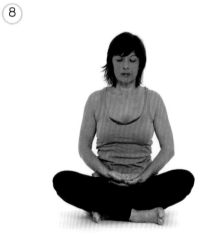

⌃ 在呼气结束时回到起始姿势。

节律呼吸法

本练习将呼吸节律与不同的体式结合起来，具有改善专注力的特点。呼吸节律以每次呼吸所持续的秒数来界定（吸气，肺部充满；呼气，肺部排空）。在每次瑜伽练习开始之前，根据不同的体式、练习的时间、希望达到的目标来选择呼吸的节律。例如，可以选择吸气6秒，肺部充满3秒；呼气8秒，肺部排空3秒。有许多可能性并没有在书中阐述。

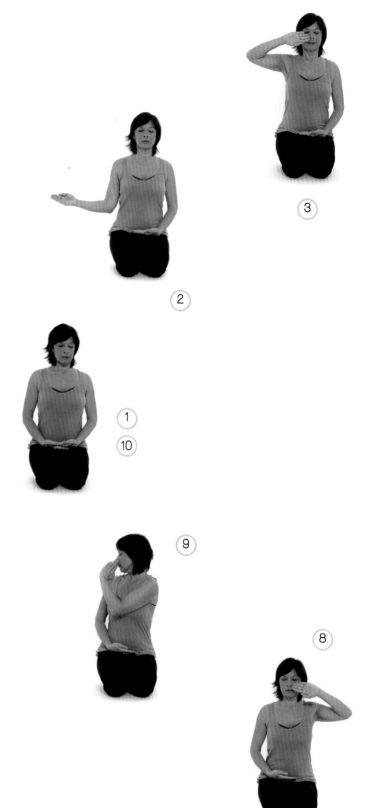

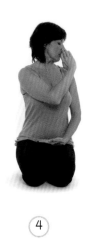

④

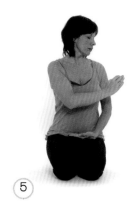

⑤

⑥

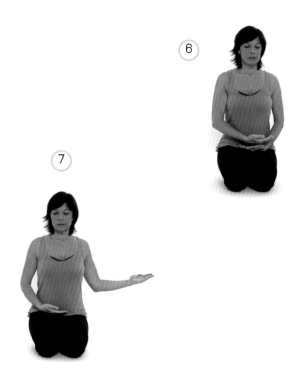

⑦

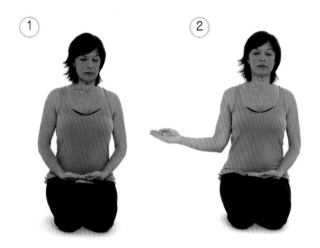

> 跪坐,臀部坐于脚跟(或盘腿坐,或坐在椅子上),双手叠放于肚脐下方,掌心朝上,脊柱充分拉伸,头顶上推。为了促进专注力,需闭上双眼。吸气,右前臂向右侧打开。

继续吸气,右手收回,中指放于右侧鼻孔以阻塞 ❯ 它。保持肺部充满。呼气,头转向左侧,同时右肘朝向腹部方向放下。

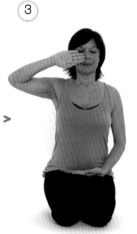
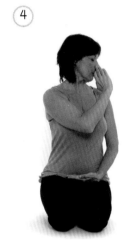

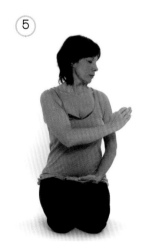
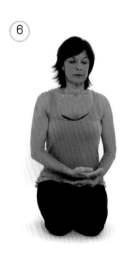

< 吸气,另一侧重复同样的动作。呼气,回到起始姿势。

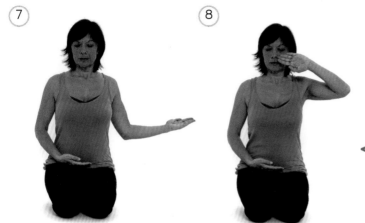

⊳ 吸气，左前臂向左侧打开，左手收回，中指位于左侧鼻孔以阻塞它。

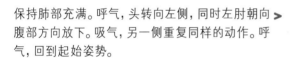

保持肺部充满。呼气，头转向左侧，同时左肘朝向 ⊳
腹部方向放下。吸气，另一侧重复同样的动作。呼
气，回到起始姿势。

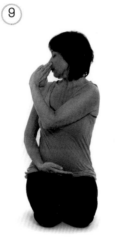

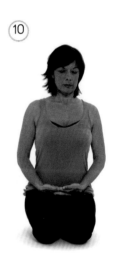

动态套路练习

顾名思义，此套路以动态的、快速的方式来练习。动态套路练习尤其可以促进身体素质，如柔韧性、力量和平衡力的保持和提升。此外，练习本套路亦可维护躯干和脊柱的功能性运动，如屈曲、伸展和旋转（或扭转）。

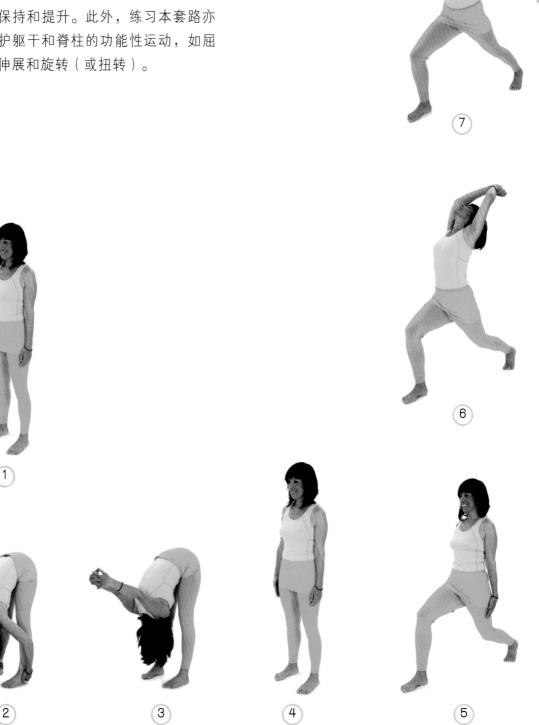

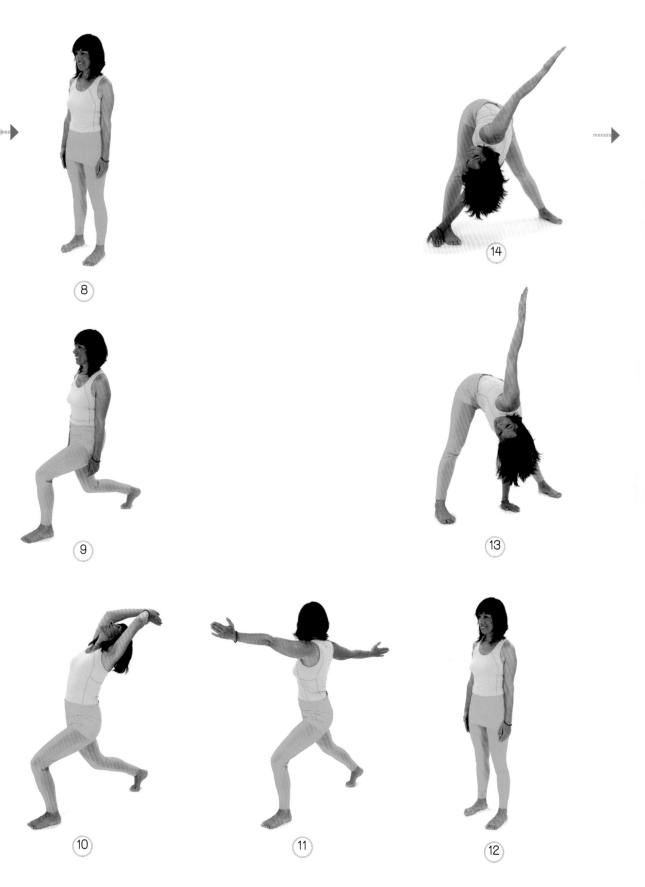

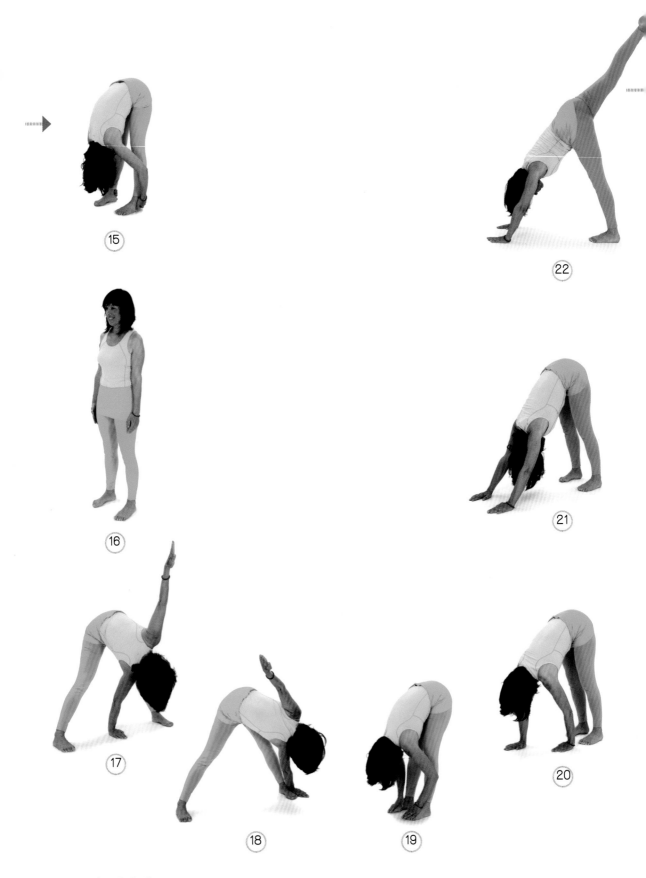

15

22

16

21

17

18

19

20

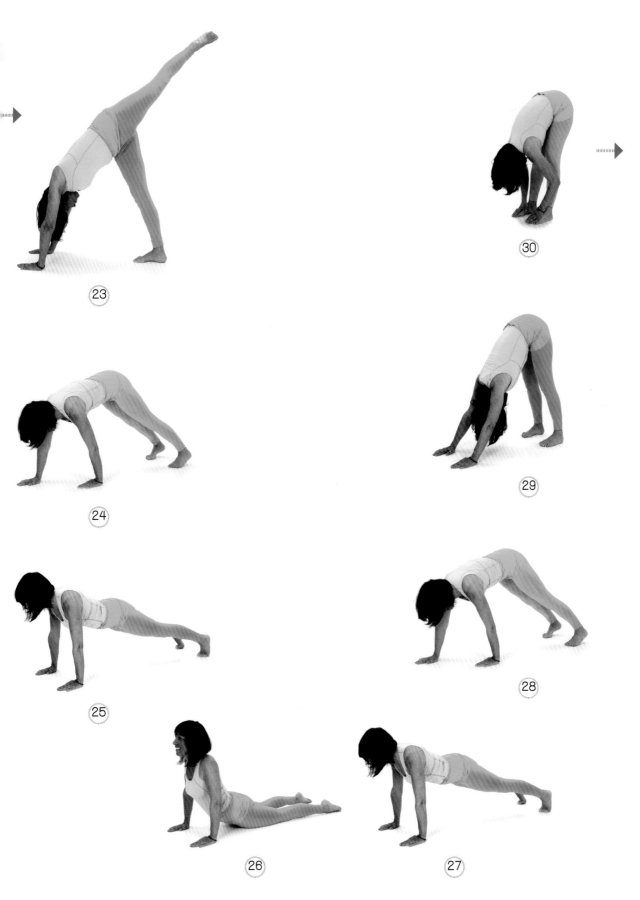

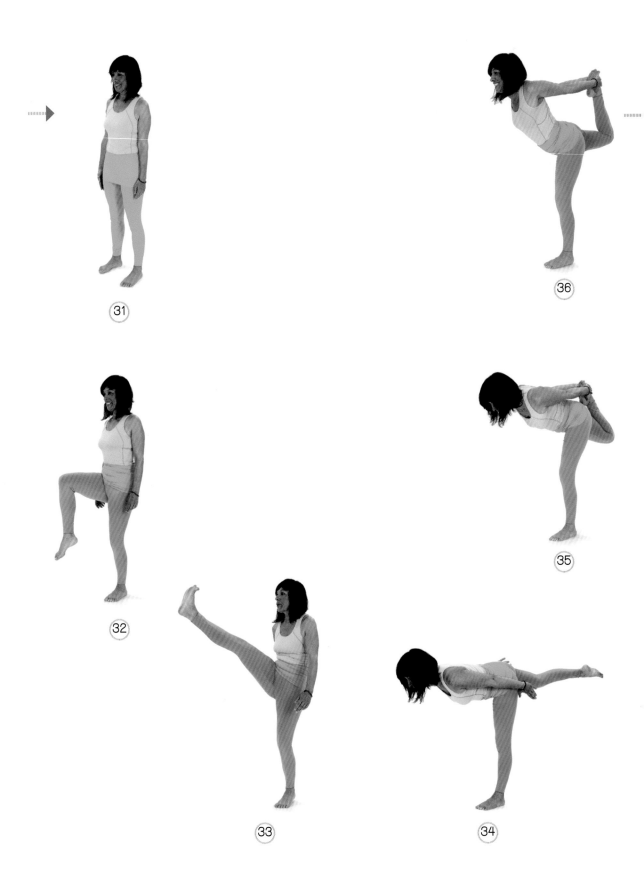

③

③

③

③

③

③

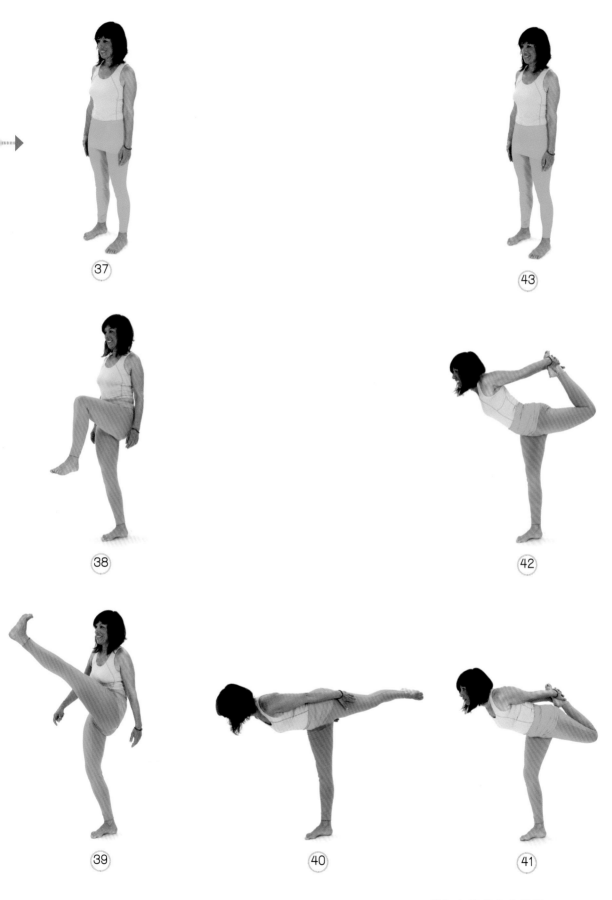

37

43

38

42

39

40

41

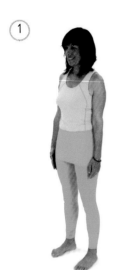

① 站立，双臂放于身体两侧，双腿分开与髋同宽，背部挺直。

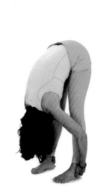

② 从颈椎至腰椎向下卷动脊柱，以此弯曲背部，并将腹部贴向腿部。

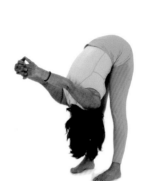

③ 双手在背部十指交叉，尽量使双手远离臀部，同时保持腹部紧贴大腿。

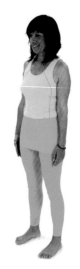

④ 缓慢地从腰椎至颈椎向上卷动脊柱，直至身体直立。

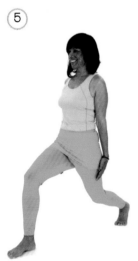

⑤ 右腿向前成弓步，双腿弯曲。双腿承重。

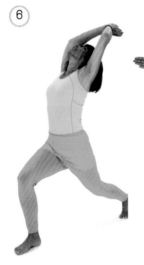

⑥ 双臂上举，双手合掌，伸展上身。

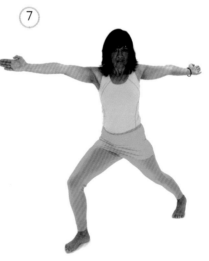

⑦ 上身向左扭转（在进阶水平，可将上身向右扭转），双臂向两侧伸直并与躯干垂直。

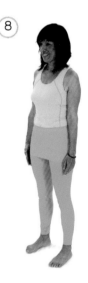

⑧ 右腿收回放于左腿旁边，双臂放松，回到起始姿势。

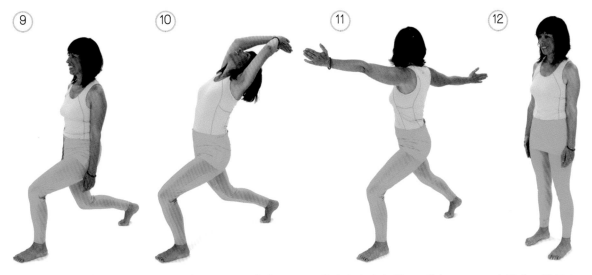

⋀ 左腿向前成弓步，双腿弯曲。双腿承重。

⋀ 双臂上举，双手合掌，伸展上身。

⋀ 将上身向右扭转，双臂向两侧伸直并与躯干垂直。

◢ 左腿收回放于右腿旁边，双臂放松，回到起始姿势。

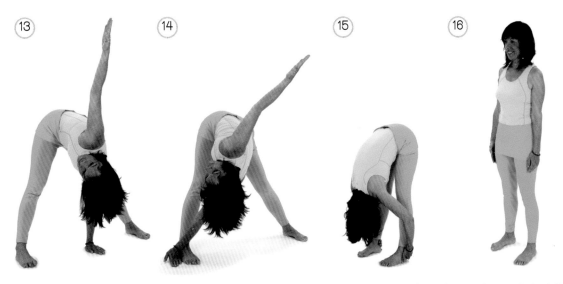

⋀ 双腿打开，身体前屈，将左手放于双腿正中间的地面上。

⋀ 上身向右扭转并将右臂向上打开。在进阶水平可将左手放于右脚外侧。

◢ 双腿相互靠近，躯干前屈。

◢ 缓慢回到起始姿势。

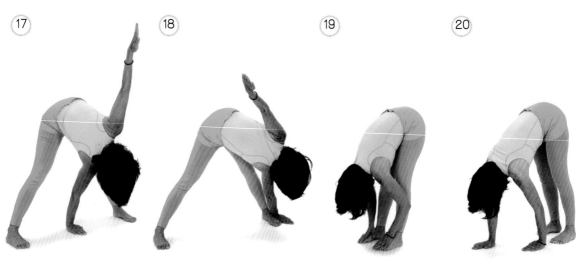

⑰ ∧ 双腿打开，身体前屈，将右手放于双腿正中间的地面上。

⑱ ∧ 上身向左旋转并将左臂向上打开。在进阶水平可将右手放于左脚外侧。

⑲ ∧ 双腿靠近，躯干前屈，腹部紧贴大腿。可以把双手放在双脚上。

⑳ ∧ 保持腹部收缩，双手向前移动。注意，避免髋部左右晃动。

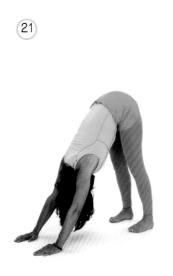

㉑ ∧ 臀部上提，将胸部朝向大腿的方向推，脚跟推向地面。

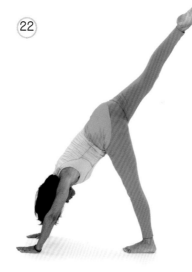

㉒ ∧ 抬起右腿，然后落下，将脚踩在地上。

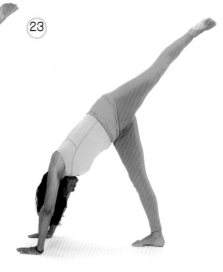

㉓ ∧ 抬起左腿，然后落下，将脚踩在地上。

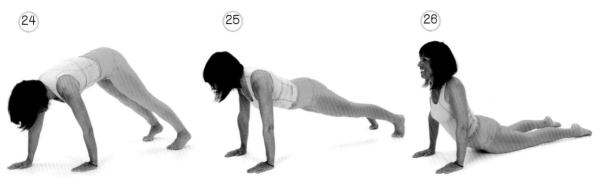

(24) ∧ 保持腹部收缩，继续将双手向前移动。注意，避免髋部左右晃动。

(25) ∧ 直至身体呈平板（支撑）姿势，头、肩、髋和脚成一条直线。

(26) ∧ 保持腹部收紧并将髋部放下。

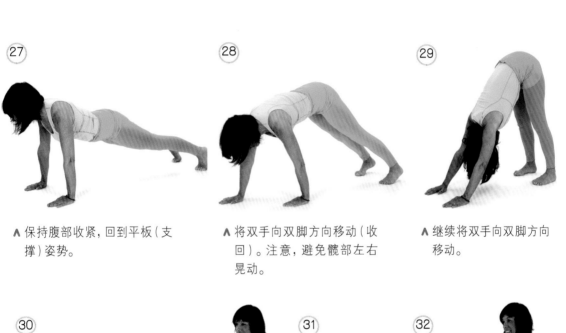

(27) ∧ 保持腹部收紧，回到平板（支撑）姿势。

(28) ∧ 将双手向双脚方向移动（收回）。注意，避免髋部左右晃动。

(29) ∧ 继续将双手向双脚方向移动。

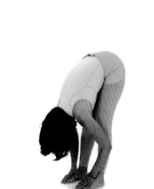

(30) ∧ 将双手向后移动直至分别放于双脚上。

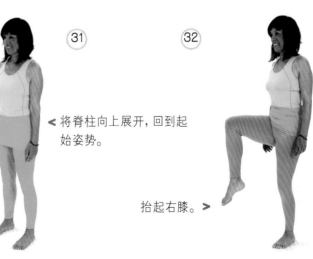

(31) ◁ 将脊柱向上展开，回到起始姿势。

(32)

抬起右膝。▷

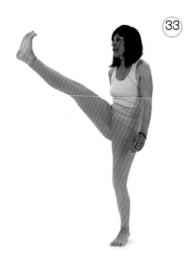

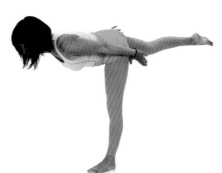

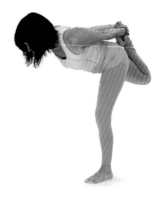

∧ 犹如足球射球一般向前踢出右腿。

∧ 保持左脚支撑，放下右腿，右脚不要触地。将右腿向后伸展的同时上身前屈，直至头、肩、髋和右脚成一条直线，双臂贴于身体两侧。

∧ 双手在体后抓住右脚使其贴近臀部。

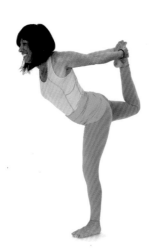

< 右脚离开臀部。

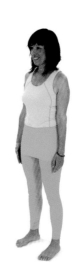

将右脚放下，踩在地上，背部 >
挺直，双手放于身体两侧。

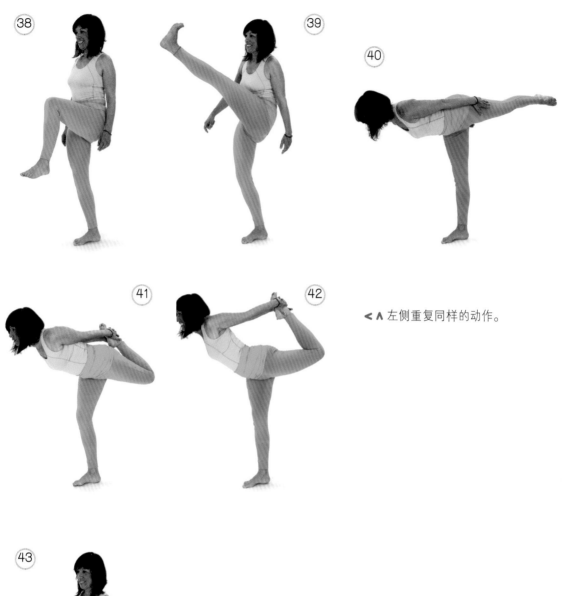

‹∧ 左侧重复同样的动作。

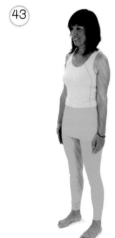

‹ 回到起始姿势。同时体会动
  作完成后所产生的效果。

保持进步的 10点忠告

① 永远记住协调动作和呼吸。

② 动作熟练之后，可以尝试闭眼完成。

③ 练习时要集中注意力，并感知自我意识。

④ 提高动作幅度。

⑤ 利用标志点来强调四肢的伸展（指尖、肘部）。

⑥ 每日练习，坚持不懈。通过坚定不移的练习来磨炼意志。

⑦ 在练习中保持动作柔和、缓慢，既无须过度紧张，又要同时保持坚定。

⑧ 通过冥想的方式来练习。

⑨ 适时变换套路练习中动作的速度。

⑩ 在练习中经常变换空间中的平面、方向及姿势（站姿、坐姿、卧姿）。

参考资料

书籍

Jacques Choque, Prévention des chutes et équilibre chez la personne âgée, DOC éditions, 2011.

B.K.S. Iyengar, Yoga dipika, lumière sur le yoga, Buchet-Chastel, 1997.

Yogi Babakar Khane et Geneviève Khane, Le yoga de la verticalité, pédagogie et pratique du yoga des pharaons, Dervy, 1984.

Yogi Babakar Khane et Geneviève Khane, Le yoga des pharaons, l'éveil intérieur du sphynx, Dervy, 2008.

Rodolphe Milliat, La pédagogie des asanas, India Universalis Éditions, 2005.

Ananda Ruchpaul et Jean-Marc Ortega, Le salut au soleil, Guy Trédaniel Éditeur, 1990.

André de Sambucy, Mauricette de Sambucy, Jean-Jacques Laubry, Yoga iranien et égyptien, Éditions Dangles, 1965.

Swami Satyananda Saraswati, Surya Namaskara. La salutation au soleil : technique de revitalisation solaire, Swam Éditions, 2010.

André Van Lysebeth, J'apprends le yoga, Flammarion, 1968.

期刊

Enchaînements, Revue française de yoga, n° 26, Éditions FNEY, 2002.

Esprit Yoga, voir www.esprityoga.fr.

Infos Yoga, voir www.infosyoga.info.

Yoga, revue d'André Van Lysebeth.

作者简介

雅克·肖克（Jacques Choque） 法国国家认证的体育教练，擅长柔软和伸展体操，也是瑜伽放松老师。其是 IFSYR（自我修养、瑜伽和放松疗法培训学院）联合主管，各类机构（联合会、青年体育机构、医院等）的培训师。他定期开设课程，并为各类期刊撰写文章。肖克也是作家，其作品被翻译成多种语言出版。

洛朗斯·戈丹（Laurence Gaudin） 拥有身心放松疗法社会学硕士学位，并拥有巴黎心理治疗与社会学学院的文凭。她是休闲医学家和运动教育家，从事专业的"健康"研究。她是 IFSYR 联合主管，并在多个 Creps（大众教育和体育中心）担任培训师。她还负责多家公司的健康互助团体。

张青山 法国克罗德 – 贝尔那里昂第一大学运动科学与技术学院（Université Claude Bernard Lyon 1，UFRSTAPS）运动人体科学博士，讲师，硕士生导师，运动生物机制校际实验室研究员（LIBM research follow），研究领域主要涉及高水平运动员下肢肌肉神经能力对下肢爆发力量表现及非接触性损伤预防的影响，在国际知名期刊发表多篇文章。

勒泰利耶·奥雷莉（Letellier Aurélie） 法国让 – 穆兰里昂第三大学（Université Jean Moulin Lyon 3）日语与文化硕士，法语老师。从事翻译工作多年，多次参与国际重大会议的翻译工作，亦从事欧亚艺术与文化的特异性差异的相关研究。